# 元気をつくる
# シニアエイジの健康エクササイズ

武井正子

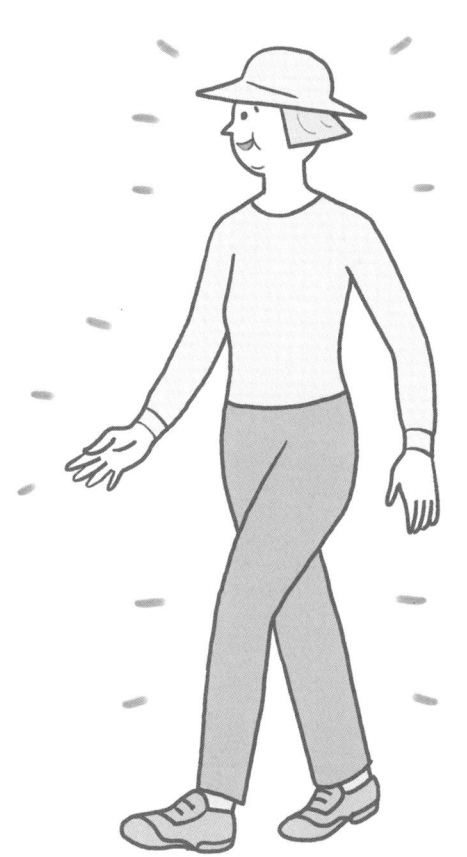

大修館書店

## まえがき

　茜色に燃えながら沈んでいく太陽をみていると、両親を始め、懐かしい人たちが思いだされ、胸が一杯になります。人は誰でも、人生の終焉に向かって歩みつづけているのですが、老いを感じるようになった頃から、夕日には特別な思いを抱くようになりました。

　父は、昭和63年2月に80歳で亡くなりました。その年の秋、全国老人クラブ連合会から、「高齢者の健康づくりと運動」について意見を聞きたいと言われ、若輩者が生意気にも大先輩たちに向かって、「老人クラブの皆さんがいつまでも自立して元気に過ごすためには、お互いに支えあい、適度にからだを動かし、体力を維持することが必要だと思う。そのためには、健康づくりの核になるリーダーをつくることが先決です。」というようなことを申し上げました。連合会では、早速、検討され、翌年の平成元年から「シニア・スポーツリーダー研修会」を開催し、運動による健康づくりを全国で推進していくことになったのです。

　父は生前、「人様に頼まれ、お役に立てるなら、喜んで引き受けるべきだ。」と積極的に地域活動に参加し、近所の人だけでなく、小学校の子どもたちからも「会長さん、会長さん」と慕われ、たくさんの人に見送られて旅立ちましたが、この時まで、私は、父が「老人クラブの会長さん」だったことを知りませんでした。2月にしては、夕焼けが美しく、冬の太陽は一瞬耀いて、やがて山の向こうに沈んでいったのを覚えています。

　あれから、足掛け20年、父の思いに後押しされ、高齢者の元気づくりに関わってきました。その間、老人クラブの会長さんやリーダーの皆さんからたくさんのアドバイスをいただき、全国各地の高齢者の皆さんと直接関わりながら研究活動も続けることができました。昨年（平成18年）からは、スポーツプログラマーや健康運動指導士養成講習会で、高齢者のフィットネス、介護予防と運動などの講座を担当しています。介護保険制度の改定もあり、高齢者の運動指導に関心を寄せる若者たちも増えてきました。本書が、高齢者だけでなく、支えてくださる人たちのお役に立てば、こんなうれしいことはあり

ません。

　大修館書店の太田明夫さんから、定年を機に「シニアエイジが元気になる本を書いてみませんか？」とのお誘いをうけ、本書を書き始めたものの、思うように筆が進まず、いつの間にか、4年が経過していましたが、今、思うと、自分の気持ちを表すために必要不可欠な時間だったように思います。この間、自らも高齢者の立場で「運動の大切さ」を実感し、老いに抗する気概を持って、重力に逆らい、背筋を伸ばして、歩み続けることが、元気づくりの原点ではないかと思えるようになりました。

　その間、優しく叱咤激励しながら、気長に付き合ってくださいました太田明夫さん（現、錦栄書房）、河田朋裕さんに心からお礼申し上げます。そして、同じ書斎でそれぞれに頑張りながら、高齢者の一人として賛同し、時には、辛らつな批評家でもあった夫に感謝します。ありがとう。

2007年7月15日

武　井　正　子

# 目　次

まえがき　　iii

## 第1章　人生90年時代をどう生きますか？　——————————1
1．今、高齢期にある人たち………**2**
2．超高齢社会──戦後生まれが高齢者になる………**4**
3．高齢社会で増えるのは後期高齢者………**6**
4．高齢社会の主役は女性………**7**
5．高齢者の健康は自立の度合いで………**9**

## 第2章　運動はなぜ必要なのですか？　——————————11
1．宇宙における老化とは………**12**
2．宇宙からの警鐘………**14**
3．抗重力筋の衰えを防ぐ………**15**
4．運動は筋肉と骨の協同作業………**17**
5．司令室としての脳・神経系………**19**
6．酸素を取り入れ、運動する………**21**

## 第3章　自分のことに気づいていますか？　——————————23
1．座っている時間が長すぎませんか？………**24**
2．どんな座り方をしていますか？………**26**
3．よい姿勢を心がけていますか？………**28**
4．すり足で歩いていませんか？………**29**
5．からだが硬くなっていませんか？………**31**
6．1日何回、両手を挙げて深呼吸しますか？………**33**
7．すばやく動くことができますか？………**34**
8．身長が低くなったと思いませんか？………**35**

9．太り過ぎてはいませんか？……… **38**
10．健康なのになぜかやせてきた……… **40**
11．お互いに気づいて、支えあう……… **42**

## 第4章　からだはどのように動きますか？──からだと上手に付き合うために──**45**
1．運動器──骨・関節・筋肉（骨格筋）の連係プレイ……… **46**
2．頭脳の延長としての手、繊細で力強い手……… **49**
3．腕力の象徴「力こぶ」……… **51**
4．天使の翼のように──しなやかに動く肩甲骨……… **54**
5．よい姿勢が呼吸を助ける……… **56**
6．からだの中心を支える腹筋……… **59**
7．骨盤と股関節、腸腰筋、大殿筋──上体を支え、元気に歩く……… **61**
8．老化は脚から……… **63**
9．下腿の筋肉と足関節……… **65**

## 第5章　楽しく歩いて、今日も元気 **67**
1．「センター」を意識して立つ……… **68**
2．歩くための基礎知識……… **70**
3．高齢者の歩き方の特徴……… **71**
4．健康ウォーキングのすすめ──よい姿勢で元気に歩く……… **73**
5．ウォーキングで健康づくり──期待できる効果……… **75**
6．効果をあげるために──継続のコツ……… **76**
7．快適に歩くために──靴、服装、時計、歩数計、水筒など……… **79**

## 第6章　ストレッチ体操──硬くなったからだ、鈍くなった動きからの脱却法──**83**
1．ストレッチ体操とその効果……… **84**
2．ストレッチ体操──実施上の留意点……… **85**
3．高齢者のためのストレッチ体操……… **86**

## 第7章　リズム体操のすすめ──脳を活性化し、心もからだも元気になる ── 93
1．いつも心でスキップを ……… **94**
2．動きの軌跡とボディ・ゾーン ……… **95**
3．高齢者のリズム体操──ねらいと構成 ……… **97**
4．安全に効果をあげるために ……… **99**
5．リズミカルにからだを動かすために ……… **100**
6．高齢者のリズム体操──いきいきクラブ体操を例に ……… **101**

## 第8章　転ばないからだづくり──転倒予防、寝たきり予防に向けて ── 111
1．転倒予防、寝たきり予防に向けて ……… **112**
2．転びやすさの要因 ……… **114**
3．どんな転び方をしましたか？ ……… **115**
4．転ばないからだづくりのヒント ……… **117**
5．転倒予防のエクササイズ ……… **121**
6．可能性を広げるフェルデンクライス・メソッド ……… **127**
7．後期高齢者のために──寝たきりゼロを目指して ……… **138**

## 第9章　いつまでも今の体力を保持する──高齢者の体力測定 ── 141
1．高齢者の体力 ……… **142**
2．高齢者の体力測定は6種目 ……… **144**
3．楽しく安全に体力測定を ……… **148**
4．自分の体力は自分で評価 ……… **149**
5．体力測定の結果を生かす ……… **153**
6．家庭でできる体力測定 ……… **156**

## 第10章　高齢期の運動指導──一人ひとりを大切に ── 159
1．高齢者の運動指導に関わって ……… **160**
2．高齢者のからだを知って指導する ……… **162**

3．安全に運動できる環境を……… **166**
4．運動指導での留意事項……… **168**

**付　録　みんなで楽しく健康づくり──全国老人クラブ連合会の取り組み ─── 175**
1．老人クラブをご存じですか？……… **176**
2．21世紀の老人クラブ活動……… **177**
3．老人クラブの健康づくり ──みんなで健康な心とからだをつくろう……… **179**
［資料］……… **181**

# 第1章

# 人生90年時代をどう生きますか？

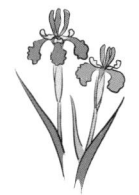

---
1．今、高齢期にある人たち
2．超高齢社会——戦後生まれが高齢者になる
3．高齢社会で増えるのは後期高齢者
4．高齢社会の主役は女性
5．高齢者の健康は自立の度合いで
---

第1章　人生90年時代をどう生きますか？

# ❶ 今、高齢期にある人たち

### 戦前・戦後を生き抜いた世代

　1940年（昭和15年）の平均寿命は、男46.9歳、女49.6歳、人生はわずか50年といわれました。この頃に生まれた人たちが、今、まさに高齢期に入ろうとしています。

　当時の平均結婚年齢は、男24.8歳、女20.8歳、女性が一生に産む子どもの数（合計特殊出生率）は、4.11人でしたから、空き地や路地からいつも子どもたちの元気な声が聞こえていました。どの家も子沢山で、生活は決して豊かではありませんでしたから、子どもたちは、遊ぶだけでなく、子守り、洗濯、掃除、風呂焚きなど家事労働の担い手でもありました。今の高齢者は、こうした子ども時代を過ごし、戦争を体験し、もっとも食糧難の時代に発育・発達期を過ごしたことになります。

　戦後、公衆衛生の改善、医薬品の開発や医療技術の進歩により、結核などの伝染性疾患が減少したこともあって、平均寿命は驚くほど伸び続けました。しかし、貧しい時代に学び、社会人として、戦後の混乱期をただひたすらに働き、日本の復興を支え、やがて日本は高度経済成長期を迎え、あえなくバブルは崩壊していくのですが、その渦中で定年を迎えてきたのが、今、高齢期にある人たちです。

### 元気な85歳（スーパーオールド）をめざして

　我が国は、1970年代から家事の電化や職場のＯＡ化が進み、多少生活に余裕が出てきました。国民の健康づくりへの取り組みは、この頃から本格化してきます。1978年からの第１次国民健康づくり対策では、健康づくりの３要素（栄養・運動・休養）から、食生活の改善を中心に健康づくりが推進されました。その中心になって活躍したのが当時、30〜40代の主婦層です。ついで1988年からの第２次健康づくり対策では、運動の普及を中心に健康づくりの取り組みがなされました。生活の利便化による運動不足や肥満が脳卒中や心筋梗塞の要因になるとして、中高年層がエアロビクス（有酸素運動）としてのウォーキングやジョギングに取り組みはじめ、特にウォーキングは、健康づくり運動として定着しました。経済は、バブル期を迎え、間もなく崩壊に向かう頃のことです。

1 今、高齢期にある人たち

　第3次健康づくり対策「健康日本21」は、景気が低迷している中、2000年から取り組みが始まり、早世の減少と健康寿命（寝たきりや認知症にならない状態で生活できる期間）の延伸をめざし、住民が主体的に健康づくりに取り組むことが期待されています。このように我が国の健康づくりは、今の高齢者のライフステージとともに伸展してきたように思えます。超高齢社会においては、高齢者の一人ひとりが、「元気な85歳（スーパーオールド）」を新たな目標に、いかに自立し、生きがいを持って、自分らしく生きるかが問われています。激動の20世紀を常にパイオニアとして生きてきた人たちは、元気な85歳をめざして果敢に歩きつづけるのではないでしょうか？　元気な85歳は、100歳までも自分の足で歩きつづけることでしょう。

図1-1　戦前・戦後を生き抜いた世代

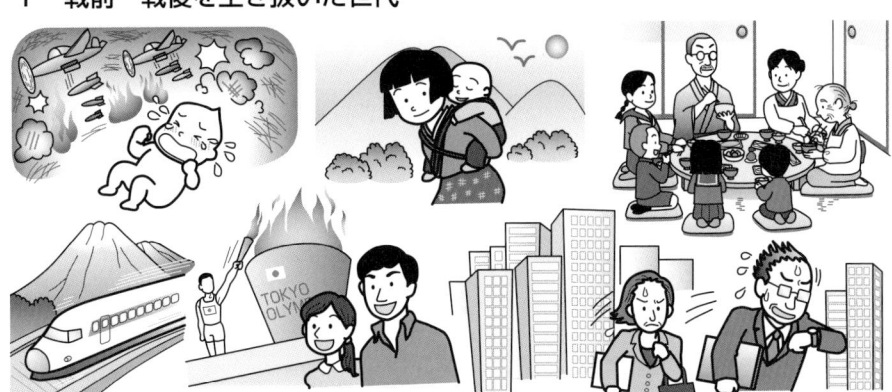

表1-1　「健康日本21」における高齢者の身体活動・運動の目標値

|  |  | 現状 | 2010年 |
|---|---|---|---|
| 外出について、積極的な態度を持つ人の増加<br>（自分から積極的に外出する方であると意識している人） | 男性　60歳以上 | 59.8% | 70%以上 |
|  | 女性　60歳以上 | 59.4% | 70%以上 |
|  | 80歳以上（全体） | 46.3% | 56% |
| 何らかの地域活動を実施している人の増加 | 男性　60歳以上 | 48.3% | 58%以上 |
|  | 女性　60歳以上 | 39.7% | 50%以上 |
| 日常生活における歩数（1日）の増加 | 男性　70歳以上 | 5,436歩 | 6,700歩以上 |
|  | 女性　70歳以上 | 4,604歩 | 5,900歩以上 |

資料：「健康日本21」2.身体活動・運動、2000年、厚生労働省

第1章 人生90年時代をどう生きますか？

# ② 超高齢社会
## ─戦後生まれが高齢者になる─

**少子高齢化が進み、人口減社会に**

　21世紀は、少子・高齢化がさらに進み、超高齢社会になると同時に人口減社会に転じていくと予測されています。（総務省統計局発表、2006年3月1日の概算値によると、我が国の総人口は1億2,765万人となり、前年比で減少に転じています。）一方、高齢者人口は2005年11月の確定値との比較では前年に比べ、79.7万人増加、高齢化率は20.1％、5人に1人が高齢者です。一方、14歳以下の年少人口は18.6万人減少し、総人口の13.7％まで減少しています。また、晩婚化と共に未婚率も上昇し、合計特殊出生率は、1.25と過去最低となっています。一般に高齢社会とは、総人口に対する65歳以上の占める割合（高齢化率）が14％以上に達し、それを持続している社会をいいますから、我が国は超高齢社会に向かっています。平均寿命は、女86.47歳、男79.43歳で共に過去最高、世界一の水準で長寿化も進行しています。

**団塊世代が高齢者の仲間入りを**

　人口ピラミッドを見ると、1950年の人口構成は、戦後の第1次ベビーブームで人口が急増し、裾野の広がった富士山型をしていました。高齢者人口は410万人、高齢化率は4.9％に過ぎませんでした。2000年の人口ピラミッドでは第1次ベビーブームの世代、いわゆる団塊の世代は、すでに50歳代に達しています。高齢化率は17.3％で半世紀の間に高齢者人口は5倍以上の2,201万人になっています。2007年以降、約700万人の団塊の世代が定年を迎え、続々と高齢者の仲間入りをしてきます。戦後の教育を受け、進学、就職と競争社会を切り抜け、高学歴で高度経済成長と共に生き、バブル崩壊を体験してきた世代は、これまでの高齢者とは考え方や行動が異なっているはずです。60年代に青春を過ごし、「自分らしさ」を主張したい世代、複数の趣味を持ち、車を運転し、行動力のある世代、好奇心旺盛で社会とのつながりを求める世代等々、評価はまちまちです。

## 2　超高齢社会—戦後生まれが高齢者になる—

**世界一長寿国の元気づくりは、団塊世代の取り組みしだい**

　高度経済成長期、就職のため地方から都市部にでてきた若者たちもUターンせず、都会で定年を迎えるため、大都市でも高齢化が進んでいきます。人口の多い東京、大阪、神奈川などの都市圏では、増えつづける高齢者の生きがいや自己実現を支援する取り組みが、介護支援事業と平行して行なわれています。高齢者の急増によって、医療や介護に要する費用が急増すれば、周囲の人たちの負担も大きくなります。世界一長寿国の元気づくりは、今後、離職していく団塊の世代がどれだけ健康で高齢期を迎えることができるか、「健康な65歳」をめざして健康づくりに取り組むかにかかっています。

表1-2　平均余命の年次推移

（単位：年）

|  | 男 | | 女 | |
|---|---|---|---|---|
|  | 0歳 | 65歳 | 0歳 | 65歳 |
| 1965（昭和40） | 67.74 | 11.88 | 72.92 | 14.56 |
| 70（昭和45） | 69.31 | 12.50 | 74.66 | 15.34 |
| 75（昭和50） | 71.73 | 13.72 | 76.89 | 16.56 |
| 80（昭和55） | 73.35 | 14.56 | 78.76 | 17.68 |
| 85（昭和60） | 74.78 | 15.52 | 80.48 | 18.94 |
| 90（平成2） | 75.92 | 16.22 | 81.90 | 20.03 |
| 95（平成7） | 76.38 | 16.48 | 82.85 | 20.94 |
| 2000（平成12） | 77.72 | 17.54 | 84.60 | 22.42 |
| 05（平成17） | 78.53 | 18.11 | 85.49 | 23.16 |

資料：平成12年までは厚生労働省大臣官房統計情報部「完全生命表」、それ以外は同「簡易生命表」
（注）　昭和45年以前は沖縄県を除く値。0歳の平均余命が「平均寿命」である。

図1-2　人口ピラミッド

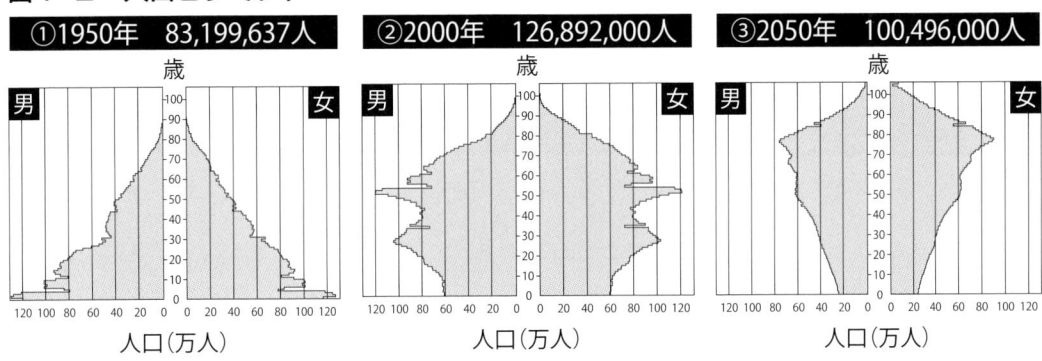

①②は国勢調査の結果による。③は国立社会保障・人口問題研究所中位推計

第1章　人生90年時代をどう生きますか？

# ❸ 高齢社会で増えるのは後期高齢者

**我が国の高齢化の特徴**

　我が国の高齢化の特徴は、①高齢化の進行が速い、②人口高齢化の水準が高い、③高齢者人口の中での高齢化、④高齢になるほど女性の率が高い、の4つにまとめることができます。高齢化率が7％を超えてからその倍の14％になるまで、フランスが114年、スウェーデンが82年、アメリカが72年、イギリスが46年、ドイツが42年を要しているのに、我が国では1970年（昭和45年）の7％から1994年（平成6年）の14％に達するまで24年しか経過していません。高齢化の進行がいかに速いかがわかります。先進諸国はどの国も高齢化が進み、その対策に苦慮していますが、我が国は、毎年のように高齢化率が上昇し、世界のどの国も経験したことのない超高齢社会に向かっているのですから、その対策は緊急を要しているのです。

**高齢者の60％が後期高齢者になる**

　今から30年程前にシカゴ大学のベルニース・ニューガートン教授（老年学）は、高齢者をひとくくりにするのではなく、65〜74歳は、統計的に特別なケアを必要としない年齢としてヤング・オールド、75歳以上を介護上特別なケアが必要となる年齢としてオールド・オールド、85歳以上をスーパー・オールドと区分し、それぞれに対応していくことの必要性を唱えています。我が国では、一般に高齢期を前期（65〜74歳）と後期（75歳以上）に区分しています。前期高齢者は自立度が高く、元気に日常生活を送っている人が大半を占めます。一方、後期高齢者では、個人差が大きく、元気な高齢者もおりますが、介護・支援を必要とする高齢者が増えてきます。また、元気に見えても予備力が低下し、些細なことで寝たきりになる可能性もあります。

　推計によると、前期高齢者人口は、2016年をピークに減少に転ずる反面、後期高齢者人口は増えつづけ、2018年に前期高齢者人口を上回り、2025年には高齢者全体の60％を占めると見込まれています。

### 介護予防に向けての取り組み

『国民衛生の動向』(2004年版)によりますと、高齢者の約半数は、病気やケガで何らかの自覚症状を訴えていますが、日常生活動作(ADL)に支障のある人は、前期高齢者では5%にすぎません。しかし75〜84歳では10%、85歳以上では15%と加齢に伴い、2倍、3倍と増えていきます。「介護保険事業状況報告」(厚生労働省、2006)を見ますと、要支援・要介護認定者は、介護保険発足後の4年間でおよそ152万人増の409万人になり、そのうちの80%が後期高齢者です。ただし、認定者の約半数は、要支援、介護度Iの軽度の認定者で、当初より約2倍に増えていることが指摘されました。後期高齢者の要介護の原因については、高齢による衰弱や骨折・転倒、認知症が増えていることがわかります(図8-1)。2005年の介護保険制度の見直しでは、新たに総合的な介護予防システムが導入され、軽度の認定者を対象に筋力トレーニングや転倒予防運動、栄養指導などを取り入れ、2014年には、640万人に達すると見込まれている認定者を600万人に抑えることをめざしています。

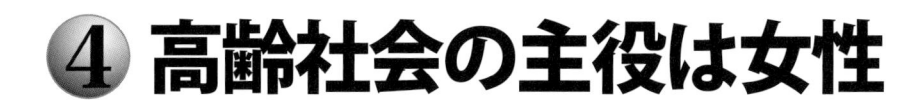

# ❹ 高齢社会の主役は女性

### 高齢になるほど女性が多い社会

高齢者人口を男女別で見ますと、女性が15%も多く、前期高齢者の男女の割合は、女を100として男80.2、後期高齢者では女100に対して男54.3となり、女性が男性の2倍になっています。

100歳以上の長寿者をセンティナリアンといいますが、老人福祉法が制定された1963年(昭和38年)に153人だったセンティナリアンは、1981年には1千人をこえ、1998年に1万人を、そして、2003年に20,561人、2005年には、2万5千人を超えています。40年間で128倍、5年間で倍増したことになりますが、女性が85%を占めています。

男女の平均寿命を比較すると、ほとんどの国で女性が男性を5〜7歳上回っています。日本の2005年の平均寿命は、女86.47歳、男79.43歳ですから、その差は7年になります。

## 第1章　人生90年時代をどう生きますか？

**表1-3　百歳以上の長寿者（センティナリアン）の年次推移**

| 年　次 | 総　数 | 男 | 女 |
|---|---|---|---|
| 昭和40年（1965） | 198 | 36 | 162 |
| 45年（1970） | 310 | 62 | 248 |
| 50年（1975） | 548 | 102 | 446 |
| 55年（1980） | 968 | 174 | 794 |
| 60年（1985） | 1,740 | 359 | 1,381 |
| 平成2年（1990） | 3,298 | 680 | 2,618 |
| 7年（1995） | 6,378 | 1,255 | 5,123 |
| 12年（2000） | 13,036 | 2,158 | 10,878 |
| 13年（2001） | 15,475 | 2,541 | 12,934 |
| 14年（2002） | 17,934 | 2,875 | 15,059 |
| 15年（2003） | 20,561 | 3,159 | 17,402 |
| 16年（2004） | 23,038 | 3,532 | 19,515 |

（注）　海外在留邦人を除く。資料：厚生労働省老健局調べ。

　また、80歳の生存率は、男性は55％程度ですが、女性では、76％を超えています。一人暮らしの高齢者も女性が圧倒的に多く、高齢社会の様々な課題に直面するのは、男性よりも女性であることを示しています。

**積極的にからだを動かし、寝たきりゼロをめざす**

　図1-3は、要介護になる要因を性別で示したものです。後期高齢者になると女性の割合が高くなることを考慮しながらグラフを見ますと、男性では脳血管疾患（脳卒中など）が要介護の主要な原因であるのに対して、女性では、脳血管疾患だけでなく、老衰や転倒・骨折、関節疾患など運動器の障害、そして、認知症が要介護の主要な原因になっているのがわかります。

　女性は、更年期以降、加齢に伴って筋肉や骨の量が減少し、運動機能が低下していきます。したがって、高齢になっても寝たきりにならず、いかに自立した生活を送るかは、女性にとって深刻な課題なのです。元気な時から、積極的に運動をし、体力や運動能力を低下させないようにすることが大切です。また、疾病や障害で体力が低下しても、からだを動かすことは、機能の改善につながります。

　元気な高齢社会は、主役である女性の生き方次第です。いつでも、どこでも、いつまでも、積極的にからだを動かし、寝たきりゼロをめざしたいものです。

図1-3　性別による要介護の原因

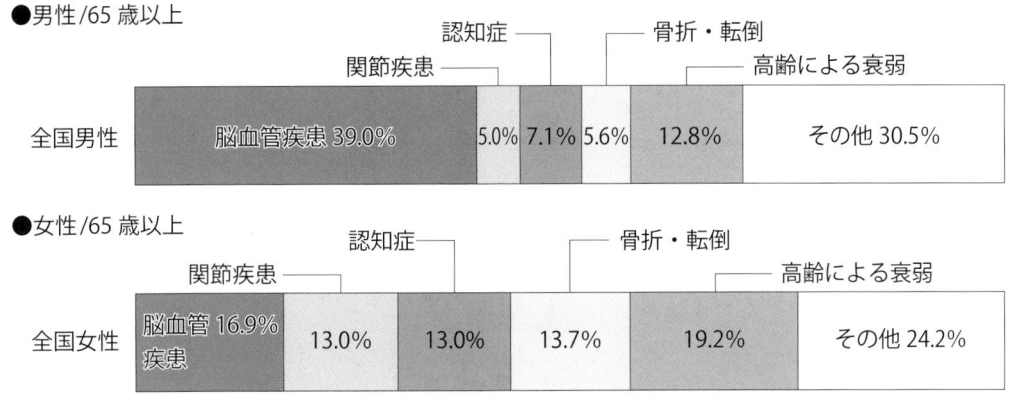

平成16年「国民生活基礎調査」、厚生労働省大臣官房統計情報部　より武井作成

# ５ 高齢者の健康は自立の度合いで

**高齢者のための国連原則：自立・ケア・社会参加・自己実現・尊厳**

　1984年、世界保健機関（ＷＨＯ）は、高齢者の健康について、「疾病や障害の程度ではなく、生活機能における自立の度合いで判断すべきである。」との見解を示しています。

　高齢になれば、血圧が高い、膝が痛いなど多少の疾病や障害を持っているのは、特別のことではありません。しかも慢性の疾患を併発している場合が多く、そうした状況にあっても、日常的な生活動作能力（ＡＤＬ＝Activities of daily living）に加えて、買い物をしたり、交通機関を使って外出したり、地域活動に参加し、何らかの役割を担うことができれば、精神的にも、社会的にも自立度の高い生き方であるといえます。

　1999年の國際高齢者年（International Year of Older Persons）では、1991年の国連総会で採択された「高齢者のための国連原則」を、政策や実際の計画・活動において具体化することを目的として、各国で様々な取り組みが行なわれました。「高齢者のための国連原則」には、次の５つのキーワードが採択され、各国の高齢社会対策に組み入れられました。

## 第1章　人生90年時代をどう生きますか？

①自立：自立できるように環境を整備し、また、支援する。

②ケア：必要な時に必要に応じて十分なケアが受けられる。

③社会参加：社会参加ができるように環境を整え、支援する。

④自己実現：自己実現ができるように必要に応じて支援する。

⑤尊厳：どんな状況にあっても、人として尊厳される。

なお、国連では、10月1日を国際高齢者の日と定めています。

### 人生90年時代に向けて、社会も変わる、高齢者も変わる

我が国では、高齢者保健福祉政策の充実に向けて、ゴールドプラン21が策定され、2000年度から取り組みが行なわれてきました。このプランには、「できる限り多くの高齢者が健康で生きがいを持って社会参加ができるよう、活力ある高齢者像を構築する。」「要支援の高齢者が、自立した生活を尊厳を持って送ることができ、同時に介護家庭への支援が図れるよう介護サービスの質量両面の確保をめざす。」などの基本的な目標が掲げられました。

高齢者がいつまでも自立し、生きがいのある毎日を送るためには、政治的な配慮と社会的なサポートが必要です。同時に高齢者一人ひとりの意識改革も大切なのではないでしょうか？　まさに人生90年時代の幕開けです。

私たち高齢者も「一度だけの人生を精一杯自分らしく、自分の意志で生きる」ために、どんなことから取り組むことができるでしょうか？

図1-4　国際高齢者年のロゴマーク

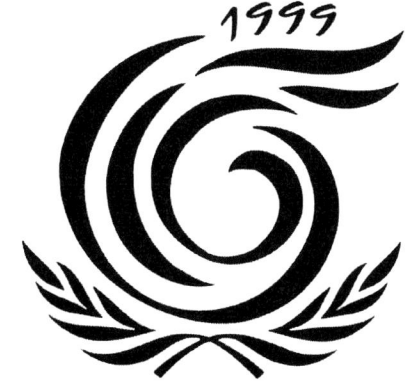

## 第2章

# 運動はなぜ必要なのですか？

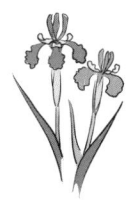

1. 宇宙における老化とは
2. 宇宙からの警鐘
3. 抗重力筋の衰えを防ぐ
4. 運動は筋肉と骨の協同作業
5. 司令室としての脳・神経系
6. 酸素を取り入れ、運動する

第2章　運動はなぜ必要なのですか？

# ① 宇宙における老化とは

**77歳の宇宙飛行士、ジョン・グレンさん**

　1998年10月29日、77歳の宇宙飛行士、ジョン・グレンさんを乗せたスペースシャトル・ディスカバリーは、フロリダ州ケネディ宇宙センターを飛び立ちました。当時のテレビ中継をご記憶の方もいらっしゃることでしょう。グレンさんにとって、この宇宙飛行は２度目のことであり、彼は、すでに36年前の1962年２月にアメリカ人として初の単独地球周回飛行に成功していました。世界初の宇宙飛行は、すでにその10ヶ月前、ソビエト連邦（当時）の宇宙飛行士、ユーリ・ガガーリン少佐によって成し遂げられており、グレンさんは、宇宙開発競争におけるアメリカの威信を回復した英雄として、高く評価されました。その後も宇宙飛行への夢を持ち続け、次の機会を待っていた彼は、実に77歳で体力的に宇宙飛行士の基準を満たし、向井千秋さんらと再び宇宙に飛び立ち、無事帰還したのです。グレンさんはこの時の宇宙飛行で、「宇宙における老化」という研究課題に取り組みました。これは、からだの筋肉や骨が次第に弱り、不眠になる…という、地球上では「老化現象」とされるものに近い現象を、これまでの若い宇宙飛行士が宇宙で体験していることに着目したものだったのです。

**無重力の人体への影響**

　1960年から70年代、アメリカとソビエト連邦（当時）は、競って有人ロケットを打ち上げ、ロケットの技術だけでなく、長期滞在をめざして無重力の人体への影響を探る宇宙開発競争を展開していました。当時、アメリカの宇宙飛行士は、80日間以上宇宙に滞在し、無重力の影響を提示しました。さらに興味深いのは、1982年に221日間にわたって宇宙飛行を続けた旧ソ連の宇宙飛行士たちの報告です。報告によれば、「宇宙飛行士たちは、宇宙で毎日２時間も筋力トレーニングを行なったにもかかわらず、筋肉は30～50％も減少した。また、骨からカルシウムが尿や便の中に流出し、骨量は５～20％近くも減少し、まるで骨粗しょう症の状態になった。地球に帰還後、トレーニングによって筋肉は、ほぼ回復したが、骨量の回復は難しかった」とされています。

## 1　宇宙における老化とは

　重力のある地球では、長時間、立っていると体液は下方に移動し、脚がむくんできます。そんな時、足踏みをして下肢の筋肉を動かすと、血液の循環が良くなり、むくみは解消しますが、無重力の宇宙では、体液は全身に均等に広がるため、顔もむくんだ状態になります。宇宙からの中継画像でも、宇宙飛行士たちは全員丸い顔をして、「頭がぼーっとして集中力や思考力が低下するような感じがします。」と話していました。高血圧症状とよく似ています。

図2-1　宇宙では、筋肉も骨も減ってしまう

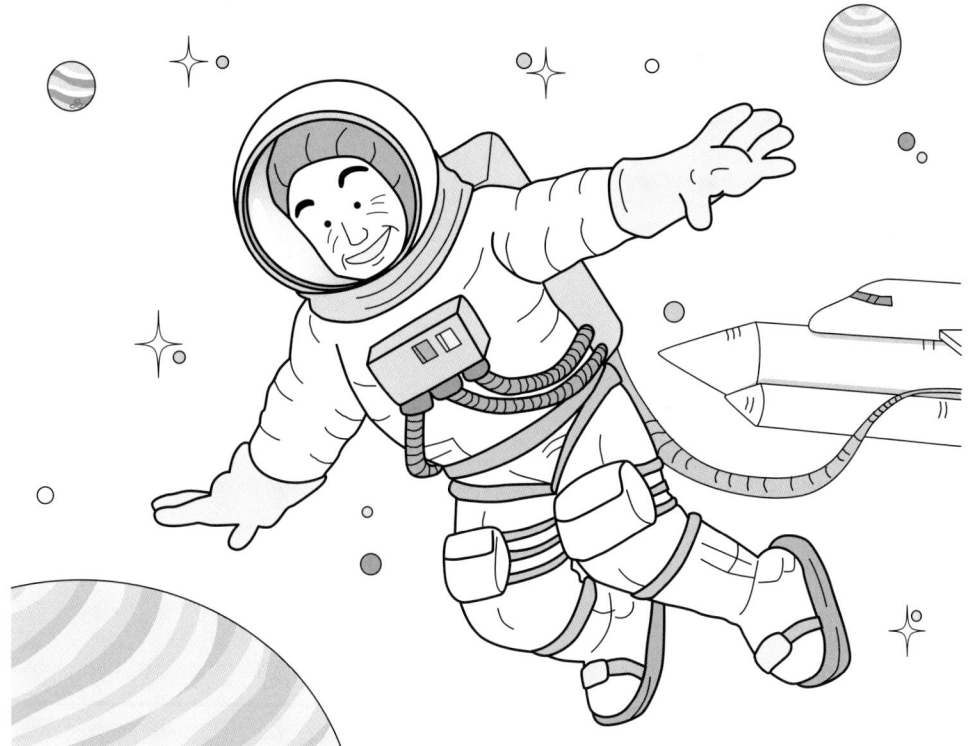

第2章 運動はなぜ必要なのですか？

# ❷ 宇宙からの警鐘

**無重力状態・寝たきりの実験**

　ベッドに寝て、頭部を6度下げると、無重力状態の血液循環に近い状態になるといわれています。宇宙に行かずとも、ベッドで寝たきりの実験をすることによって、無重力に近いデータを得ることができます。NASAの宇宙局では、このような状態での寝たきりの実験の結果、血液循環への影響や、わずか1週間でも2〜3％も筋肉が減少したというデータを示しています。また、モスクワ郊外の宇宙医学研究所では、1年にわたる寝たきりの実験を行なっていますが、寝たままで、毎日かなりハードな運動プログラムを実施したところ、筋肉の減少をある程度抑えることができたと報告しています。

　宇宙での長期滞在に向けて、無重力の影響に関する研究は、今後、さらに進展すると思いますが、これまでの報告は、私たちの日常生活への警鐘でもあります。

　①無重力状態では、筋量が減少する。運動をしても減少を完全に食い止められない。
　②無重力状態では、カルシウムが尿や便とともに体外に流出し、骨量が減少する。
　③無重力状態では、体液の分布が均等になり、心臓等循環器系の機能は低下する。
　④寝たきり状態でも、運動すると筋肉の減少をわずかでも食い止めることができる。

**重力に逆らって生きること**

　高齢者では、安静状態が続くと、足腰の筋肉が驚くほど細くなって立ち上がることができなくなってしまいます。ある調査によりますと、安静状態が続くと大腿四頭筋の筋力は1日に1〜2％の割合で低下すると報告されています。このデータは、重力に逆らわないでいると1ヵ月で筋力は30〜60％も低下し、寝たきりになる可能性が高いことを示しています。私たちは楽をすることが好きです。立っているよりは座っているほうが、座っているよりは寝ているほうが楽です。重力に逆らわない生活は楽ですが、私たち地球人は、重力に逆らって生きていく存在であることに気づかなければなりません。やむなく寝ている場合でも、動かせるところは可能な限り動かし続けること。なぜなら、地球人は自ら動くことによってのみ、身体機能を維持し続けることができるのです。

# ❸ 抗重力筋の衰えを防ぐ

**重力に抵抗し、バランスを取りながら、二足歩行をする**

　地球では、すべてのものに重さがあります。私たちは、自分の体重を支え、バランスをとりながら、二足歩行をします。あなたの体重は、何キロですか？　10キロや20キロではないはずです。歩く時は、片足で体重を支えますが、何歳まで支えて歩く自信がありますか？

　かつて、宇宙から帰還した宇宙飛行士が、「人間は地球で60キロ、70キロという体重を支えて平然と歩いている。これはすごいことだ」と率直に感想を述べていますが、重たい頭、上体、両腕、そして両脚の骨をたくさんの筋肉が協力して支えていなければ、平然と歩くどころか、立ち上がることさえできません。

　地球の重力に抵抗し、バランスをとりながら全身の骨格をしっかり支えている首、胸、背中、腰、上肢、下肢の筋群を総称して、抗重力筋といいます。

**抗重力筋のトレーニング**

　生まれたばかりの赤ちゃんは、寝たきりの状態ですが、母親からのさまざまな刺激を受け、触覚や嗅覚、聴覚、視覚を働かせながら頭を動かし、3ヵ月もすると首の周りの筋肉が頭をしっかり支えるようになります。これを「首がすわる」といいます。それから、手足をばたばたしながら、クルッとうつ伏せになり、両手で上体を支え、頭を起こします。背骨を支える背中やお腹、胸やお尻の筋肉も発達して、6ヵ月頃には、お座りができるようになります。それから背骨と脚・腰を上手に使って、ハイハイをするようになり、ついで、手と膝を使って這うことができるようになり、つかまって立ち上がり、つたい歩きをし、生後1年頃には、ほとんどの赤ちゃんが歩き出します。

　両手を前にさしだし、両足の間を広げ、初めは2、3歩ですが、やがて上手にバランスをとって歩くことができるようになります。2歳頃には走れるようになり、3歳では片足とびができ、やがてスキップができるようになります。

## 第 2 章　運動はなぜ必要なのですか？

### 抗重力筋の衰えを防ぐ

　図 2-2 は、ハイハイからヨチヨチ歩き、やがてスキップができるようになり、小学校の頃には、大人と同じように走ったり、跳んだり、自転車に乗ることもできるようになり、青年期、成人、やがて、年をとって、姿勢が悪くなり、杖をついて歩くようになるという、抗重力筋の発達と老化を示しています。

　子どもの発育発達には運動が不可欠です。運動することによって筋肉も骨も脳・神経系も循環器も発達していきます。しかし、加齢とともに動かなくなることによって、筋肉も骨も脳神経系も循環器の機能も低下していきます。高齢になっても、元気に自立した生活を送るためには、意識してからだを動かし、抗重力筋の衰えを防ぐことが大切なのです。

図2-2　抗重力筋の発達と老化

人の一生は重力に逆らって生きている。

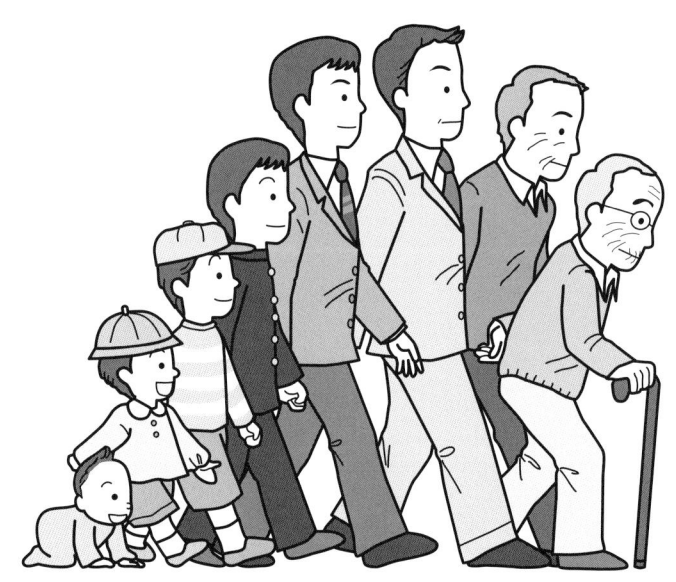

# ❹ 運動は筋肉と骨の協同作業

**筋肉が収縮して骨を動かす**

「筋肉が収縮して力を出し、近くにある骨を動かす」ことを運動といいます。筋肉は、大きく骨格筋、平滑筋（内臓）、心筋（心臓）の三つに分けられますが、筋肉といえば、一般に骨格筋を指します。骨格筋は字のごとく骨格に添っている筋肉で運動に関わり、自分の意思で動かすことができるので、随意筋ともいわれます。骨格筋は、両端が繊維の束（腱）になっていて、関節をまたいで、別の骨に付着しています。筋肉が収縮すると、腱が付着している骨を引き寄せます。腕を曲げようとすると、上腕二頭筋が収縮し、前腕の骨を腱で引き寄せるので、肘関節から腕は曲がります。

その時、上腕の後ろ側にある上腕三頭筋が緩まなければ、肘を曲げることはできません。収縮と弛緩、つまり反対の働きをする筋肉を拮抗筋といいます。歩いたり、走ったりする時、下肢のいくつもの筋肉が連携して収縮し、骨を動かしますが、協同して働く筋肉を協同筋といいます。運動とは、筋肉と骨の協同作業なのです。

**運動器の見事な連携プレイ**

消化・吸収に関わる器官を総称して消化器というように、運動に関わる筋肉、骨、関節、腱、神経などを運動器といいます。立つ、座る、歩く、跳ぶ、投げるなどの身体運動は、運動器の見事な連携プレイによって、スムーズに、力強く、すばやく、時にはゆっくりと行なうことができます。一つでも機能が低下したり障害を受けたりすると、連携プレイが上手くいかなくなります。例えば、骨折をしたり、捻挫をしたり、肉離れを起こしたりなどケガをした場合はスムーズに動くことはできません。それだけでなく、適度にからだを動かしていないと、筋力が低下し、弾力性が失われ、関節の可動域が制限されて、大きく伸び伸びと動くことができなくなってしまいます。加齢によって運動器の機能は低下しますが、少しでも抑えるのが日頃の運動習慣です。体重をしっかり支えて歩き、できれば、大きく動いたり、速く動いたり、重いものを持ち上げるなど、無理なく負荷をかけることによって、運動器の機能をよい状態で維持することもできます。

## 第2章　運動はなぜ必要なのですか？

### 図2-3　全身の筋肉

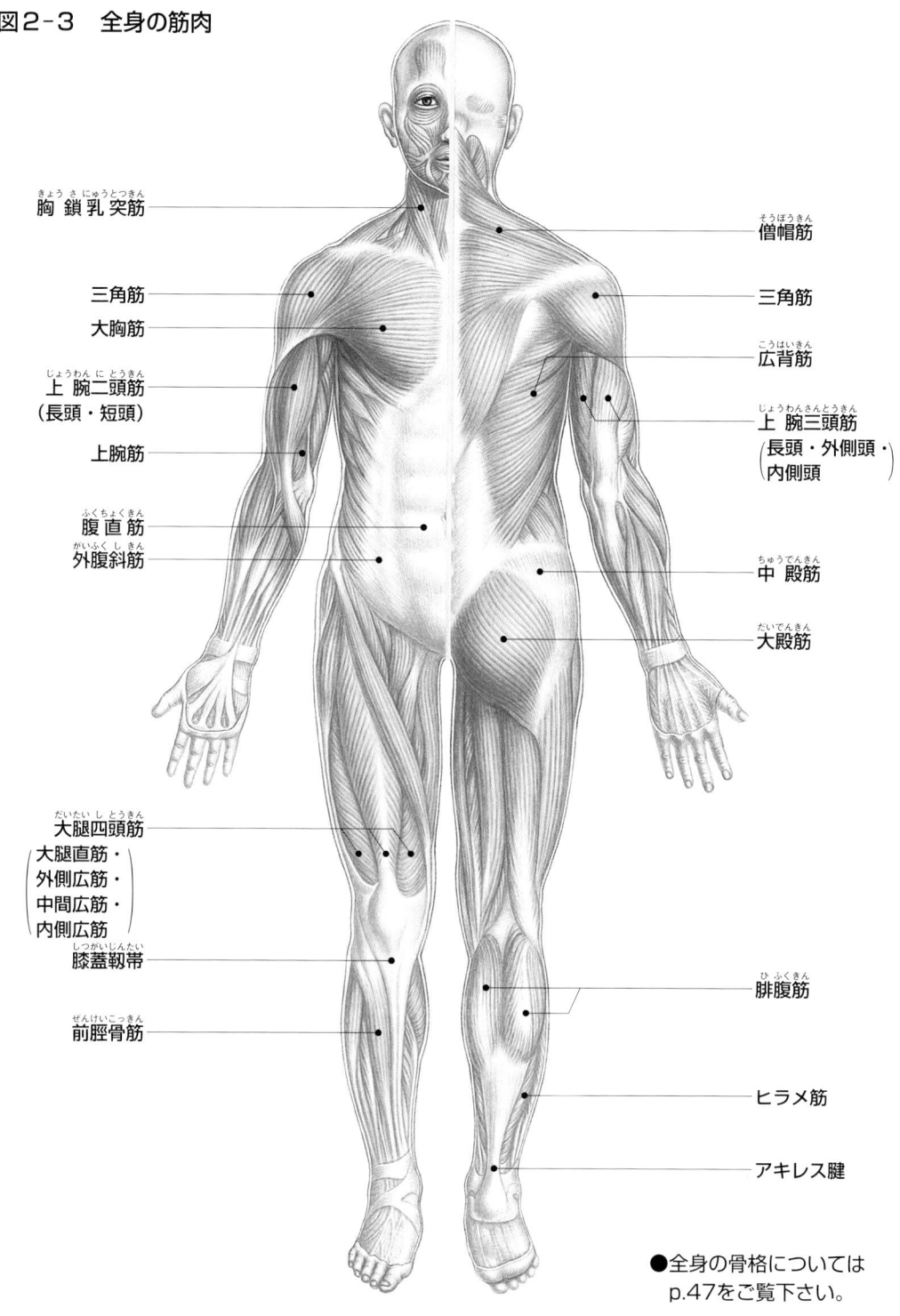

●全身の骨格については p.47をご覧下さい。

# ⑤ 司令室としての脳・神経系

**新しい体験を通して伝達機能が発達する**

　ふだん何げなく行っている日常の動作も、実はきわめて高度な脳・神経系支配によって成り立っています。このようなからだの動き、つまり筋肉の収縮には、強さ、持続時間、方向などすべてに、大脳、とりわけ、運動野、運動前野、前頭前野などが深く関わっており、そこからの司令が神経系によって、からだの各部位の筋肉に伝えられ、なめらかでバランスの取れた動きができるのです。脳・神経系は、常に新しい動きを体験している時期に発達します。子どもの頃は、新しい体験がたくさんありました。同じことを何度も何度も繰り返しているうちに新しい動きができるようになり、その動きを段階的に積み重ねていくことでさらに複雑な動きができるようになるのです。例えば、スキップができるためには、ケンケンがスムーズにできなければなりませんし、交互にケンケンができてもスキップのリズムを体得していないとスキップにはなりません。

　脳の重さは、生まれた時、わずか400gですが、5歳頃には大人（1250g～1450g）のほぼ90％程度になります。それは脳内の神経細胞の数が増えるのではなく、さまざまな刺激に対応することで細胞と細胞がつながりを持ち、神経回路が密になり、シナプス伝達機能が高まっていくからだとされています。子どもたちは、仲間とコミュニケーションをとりながら、様々な遊びをしますが、遊びながら、いろいろなことを試し、自分達で考え、問題を解決し、生きる力をつけていきます。脳・神経系が飛躍的に発達するのは、たくさんの外遊びを体験する10歳ごろといわれています。今の子どもたちは、大丈夫なのでしょうか？

**脳・神経系を老化させないために**

　一方、高齢になると新しい動きを体験することは、極端に少なくなり、意識的にからだを動かさない限り、バランス能力、動きのコントロール能力、敏捷性などの機能が低下していきます。脳の老化は、神経細胞の減少によって、神経回路が粗くなって、シナプス伝達機能が低下し、脳の情報処理能力が衰えるからだとされています。脳の老化を

### 第2章　運動はなぜ必要なのですか？

予防するには、脳血管系疾患（高血圧、動脈硬化、糖尿病など）のリスクを少なくすることと、脳に適度の刺激を与え続けていくことが必要です。ラットの実験では、何もしなくてもよい環境で飼育されたラットより、様々な刺激のある環境で育ったラットの方が、老齢になってもシナプスの密度が有意に高く、脳の情報処理能力が高かったことが報告されています。

　また、重力のもたらす刺激は、常に神経を通じて筋肉に伝えられます。宇宙ではかなりトレーニングをしても、筋肉は萎縮してしまいますが、地球上では、この刺激が伝わるからこそ、筋肉はその機能を発揮できるといいます。

　脳・神経系を老化させないためには、同じ運動をただ繰り返すだけでなく、目的意識を持って、創意工夫し、仲間とコミュニケーションをとりながら、運動することが必要だと思います。

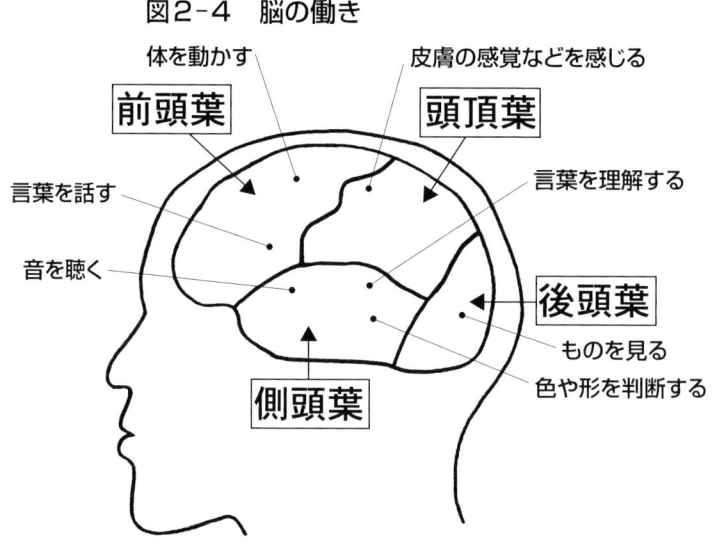

図2-4　脳の働き

# ❻ 酸素を取り入れ、運動する

**全速力で走る―無酸素運動（アネロビクス）**

　運動する時、筋肉は収縮を繰り返しますが、筋肉の収縮には、エネルギーが必要です。
　このエネルギーの作り方は、大きく分けて酸素を使わない方法（無酸素運動）と酸素を使う方法（有酸素運動）があります。
　短距離走や重量あげのように短時間に全力でパワーを発揮する運動では、筋肉にごくわずかにあるアデノシン３リン酸（ATP）という化学物質を分解してエネルギーを作りだします。中距離走のように、大きなパワーを必要としますが、もう少し時間がかかる場合は、食事で取り入れた栄養素を筋グリコーゲンとして、筋肉に蓄えておき、これを分解してエネルギーを作りだします。その時、疲労物質である乳酸ができるので、筋肉は疲労し、息切れがして運動を続けることができなくなります。激しい運動、大きな力を必要とする短時間型の運動を無酸素運動（アネロビクス）といいますが、健康づくりには適していません。

**よい姿勢でさっさと歩く―有酸素運動（エアロビクス）**

　私たちは、生きている限り、呼吸によって体内に酸素を取り入れています。肺に入った酸素は、血液中のヘモグロビンと結びつき、心臓のポンプ作用によって全身に送られます。ウォーキングのように息切れもせず長時間続けられる運動では、グリコーゲンと酸素で運動のエネルギーを作りますので、有酸素運動（エアロビクス）といいます。下肢の大きな筋群を長時間動かし続けるウォーキング、ジョギング、水泳、水中運動、エアロビックダンスなどの有酸素運動は、無理なく酸素を送り続けるため、心臓・血管系の機能が改善され、高血圧、動脈硬化、高血糖、糖尿病、肥満などの生活習慣病の予防に効果的であることわかり、1980年代から健康づくりの運動として定着しています。

**高齢者向けの有酸素運動**

　有酸素運動は、健康状態や体力に応じて少しきついと感じる程度の運動を継続することによって、生活習慣病のリスクを減らすことができます。もちろん、健康状態や体力、

**第 2 章　運動はなぜ必要なのですか？**

年齢、ライフスタイルなどの個人差に応じて、運動量（運動の強さ、時間、頻度など）をコントロールして安全に継続しなければなりません。40〜50歳代では、まだ、からだに余力がありますので、有酸素運動を意欲的に行なってほしいと思います。

　高齢になると、健康状態にも体力にも余裕がなくなります。「生活習慣病の予防」としてよりも、よい姿勢でさっさと歩いて、酸素を取り入れ、血液の循環をよくし、抗重力筋を維持することが大切になってきます。1日に1回は、外に出て5〜10分程度、季節の移ろいを楽しみながら歩くことを日課にしましょう。

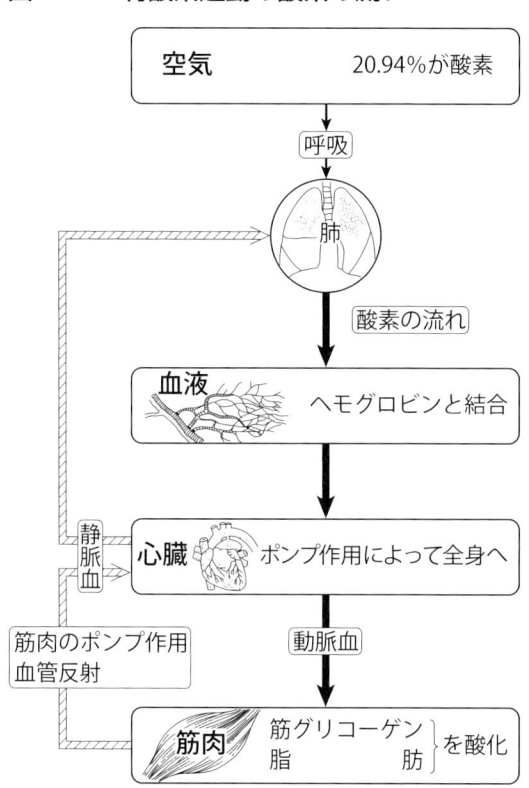

図2-5　有酸素運動の酸素の流れ

# 第3章

# 自分のことに気づいていますか？

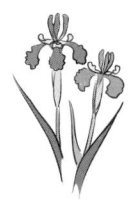

1. 座っている時間が長すぎませんか？
2. どんな座り方をしていますか？
3. よい姿勢を心がけていますか？
4. すり足で歩いていませんか？
5. からだが硬くなっていませんか？
6. 1日何回、両手を上げて深呼吸しますか？
7. すばやく動くことができますか？
8. 身長が低くなったと思いませんか？
9. 太り過ぎてはいませんか？
10. 健康なのになぜかやせてきた
11. お互いに気づいて、支えあう

第3章　自分のことに気づいていますか？

# ① 座っている時間が長すぎませんか？

**生活時間から運動不足に気づく**

　現代社会は、子どもも大人も運動不足だといわれています。掃除、洗濯などの家事の電化はもちろん、パソコンや携帯電話などが手軽に使われるようになって、生活はますます便利になり、日常的にからだを動かすこと、歩くことが極端に少なくなりました。「少し運動不足かな」と思っても、便利なこと、楽なことは習慣になりやすく、なかなか活動的な生活に変えることは難しいようです。

　今日一日どんなことをして過ごしましたか？　できるだけ、細かく思い出してメモしてみましょう。洗面、ラジオ体操、朝食の支度、朝食、後片付け、新聞を読む、洗濯しながら掃除機をかける、買い物、昼食、テレビ、手紙を書く…と、就寝までの行動を書き出します。つぎにその時の姿勢を書き加え、所要時間を書きます。例えば、朝食の支度（立って20分）、朝食（座って30分）、スーパーで買い物（ブラブラ歩き30分）など。一日の何気ない過ごし方も書き出してみると、様々なことに気づきます。一日の行動内容や行動距離、活動強度も推測できます。メモを見ながら、横になっている時間、座っ

表3-1　日常生活の活動時間をチェックしてみましょう
　　　　（活動例を参考に1日の平均時間を入れる）

| 寝ている時間 | 睡眠、横になってテレビを見るなど | （　　　時間） |
|---|---|---|
| 座っている時間 | 食事、読書、談話、手芸、デスクワーク、運転など | （　　　時間） |
| 立っている時間 | 家事全般、立ち話、ダーツ、輪投げ、立ち仕事など | （　　　時間） |
| 歩いている時間 | 散歩、ショッピング、小型犬の散歩などゆっくり歩く | （　　　時間） |
| 運動の時間 | 健康ウォーキング、体操、ダンス、スポーツなど | （　　　時間） |
| | | 計24時間 |

ている時間、立っている時間というように自分の行動をまとめ、表にその時間を書き入れてみましょう。

　睡眠時間を含め、横になっている時間は、およそ何時間ですか。炊事、洗濯、掃除などの家事や趣味の活動などで立っている時間は何時間ぐらいですか。歩いている時間—散歩や買い物など比較的ゆっくりした歩行—は何時間ですか。健康づくりのためのウォーキングやスポーツ、体操など積極的にからだを動かしている時間は何時間ありますか。そして、最も多いのが座っている時間ではないでしょうか。

### 歩いているのは1時間、座っているのは12時間

　中高年の主婦やデスクワークの多いビジネスマンに聞きますと、「寝ている時間を8時間として、歩いている時間は1時間あるかな。立っている時間は3〜4時間でしょう。すると、残りの11〜12時間は、座っていることになるんですね。こんなに座っているとは思いませんでした。」という回答が大半を占めました。

　すぐ寝転んでテレビを見るなど、横になっている時間が9時間以上もある人、車の運転も含めて座っている時間が10時間以上で、ほとんど意識的に歩くことがない人は、すでに足腰の衰えが始まっています。高齢者の中には、一度も外に出ることなく、一日の大半をテレビの前で座って過ごす人もいます。何気なく過ごしていると、運動不足であることすら気にならなくなります。

第3章　自分のことに気づいていますか？

# ② どんな座り方をしていますか？

**坐骨で座る**

　現代人は、座ったまま、長時間を過ごすことが多くなってきましたが、時間だけでなく、座り方にも問題があります。では、どんな座り方が多いでしょうか。電車の中で、喫茶店で、図書館で、観察してみましょう。また、自分の座り方は、どうでしょうか。かつての洋画全盛時代、スクリーンでみるスターたちの立ち居振舞いには、流れるようなリズム感があり、椅子に座り、すっと立ち上がる。そのエレガントさにあこがれたこともありました。でも、今は、崩れたような格好で座っている人が多く、背すじを伸ばし、バランスよく腰掛けている人はあまりみかけられません。

　ダイニングの椅子に少し浅く腰掛けて背すじを伸ばし、両手をお尻の下に入れると、硬い骨があります。これらの骨を坐骨といい、英語でもシッティング・ボーン＝座る骨といいます。つまり、姿勢がよいと、骨盤が垂直になり、坐骨で座ることになります。先日も、NHKの「すこやか長寿」という公開番組で、客席の皆さんにこの骨が何か質問してみました。「大腿骨？」とか「尾骶骨？」などと半信半疑で、正解はなかなかでてきません。坐骨神経痛は知っているのに、坐骨はご存知ないのです。電車の中で座っている人の多くは、浅く腰掛け、背もたれに寄りかかっています。足を開いて投げ出している人もいます。本人は、リラックスしているつもりでしょうが、この座り方では、坐骨ではなく仙骨で座ることになりますので、骨盤は後ろに倒れ、腰が落ち込むので、おへそは上を向きます。同時に肩が落ち、胸郭が狭くなるので、当然、呼吸は浅くなります。お気に入りの柔らかなソファも、寄りかかることが習慣になると、背骨や骨盤を支える腹筋や背筋が衰え、いつの間にか姿勢が悪くなってしまいます。坐骨で座ると比較的小さな力で背骨を支えることになり、姿勢がよいと楽に呼吸をすることができるのです。（図3-1）

## 2　どんな座り方をしていますか？

### 座り方で背骨がゆがむ

　脚を組んでいる人を見かけますが、無意識のうちにいつも同じ脚が上になるため、片側の坐骨だけに体重がかかり、骨盤がかたむき、背骨は湾曲してしまいます。

　骨の部屋では、男性はあぐらをかき、女性は横座りをしていることがあります。あぐら〔を〕にくる足はいつも同じです。他の足を前にすると、膝の高さが変わり、〔なれ〕ません。また、いつもと違う方向に横座りしてみると、安定せずに倒〔れること〕もあります。慢性的な腰痛は、こうした座り方が原因かもしれません。〔左右〕で骨盤の高さが違い、背骨がゆがめられていることに気づいたら、坐〔骨〕〔ブラン〕ごのエクササイズ、ブランコのエクササイズ、ふりむくネコのエクサ〔サイズで自然〕な背骨の動きをとりもどしましょう。（P.135〜137参照）

> この言い方は、間違い？
> 「スポーツには
> すべからくルールがある」
> ？

図3-1　坐骨で座っていますか

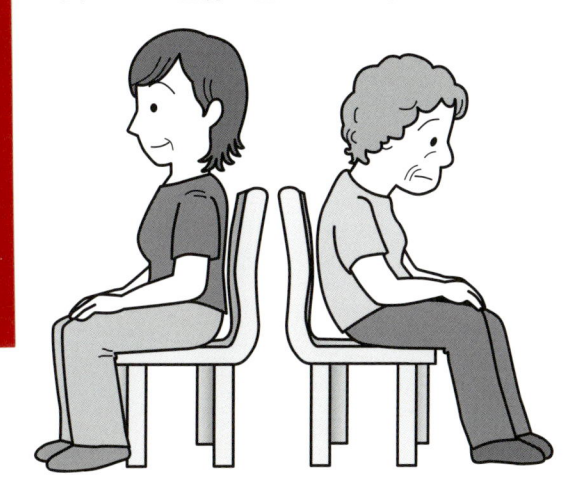

どちらが楽に呼吸をしていますか。
若々しく見えるのはどちらですか。

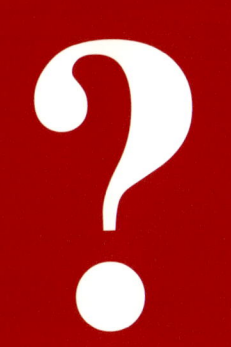

第3章　自分のことに気づいていますか？

# ③ よい姿勢を心がけていますか？

**全身を鏡に写してみましょう**

　前、横、できればあわせ鏡で後ろからも。背中が丸くなっていませんか。下腹部がでて、腰が落ちていませんか。あごは、前に出ていませんか。膝は、曲がっていませんか。両肩の高さ、左右の骨盤の位置、足先の向き、腕の長さ、顔の向きなどはどうでしょうか。人のことはよくわかっても、自分の後ろ姿はよく見えません。「家族旅行のビデオを見ていて、どこのじいさんが歩いているかと思ったら、自分だとわかって愕然としましたよ。年齢は後ろ姿に確実にでますなあ。」とおっしゃるのは、元小学校の校長先生だったMさんです。Mさんに抗重力筋のことを話しましたところ、「地球には引力が働き、重力があることなど常識として知っていましたが、自分のからだもその影響を受けていることは、とんと忘れてましたよ。うかつでした。」でも、諦める必要はありません。

**引力に負けず、空に向かって伸びる**

　図3-2の左の図は、高齢者にありがちな姿勢です。あごがでて、背中が丸くなり、腰が落ちています。また、下腹がでて、膝も曲がり、重心線がまっすぐ伸びていません。両足の間の黒い点は、重心動揺計で測定した重心線の位置で、姿勢が悪いと、かかとのほうに体重がかかっていることがわかりました。これでは、後ろ歩きが苦手になり、前からちょっと押されただけで、トトトッと後退しながらバランスを失って尻餅をつき、打ち所が悪いと腰椎の圧迫骨折という事態になりかねません。

　そこで、ウエストに両手をおいて、背骨を意識し、下の方から1つ1つ上に引きあげるようにしてみましょう。お腹とお尻が少し引き締まり、首すじ、背すじが伸び、背が高くなったように感じませんか？　地球の引力に負けず、空に向かって伸びようとする気持ちを持ちつづけると、抗重力筋が働いて、自然に姿勢がよくなります。重心線は、かかとの方から少し前に移動し、土踏まずの付近を通り、足の指にも力が入りますので、ちょっとしたことでバランスを崩すことはなくなります。よい姿勢は、若さのバロメーターです。

図3-2　よい姿勢　わるい姿勢
高齢者に多い姿勢：かかと寄りに体重がかかる。

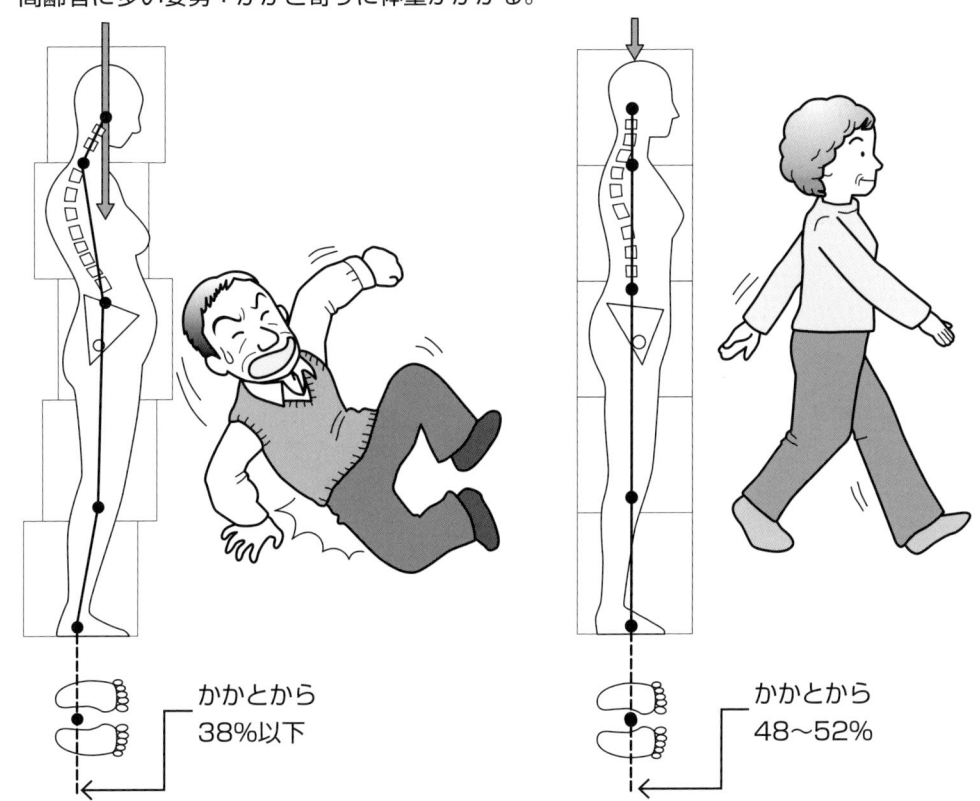

かかとから
38%以下

かかとから
48〜52%

資料：武井正子『80才からでもできる転倒予防活動』全国老人クラブ連合会

# ④ すり足で歩いていませんか？

**街角のマンウォッチング**

　街角の喫茶室から歩行者を眺めていると、姿勢や足運び、からだの揺れ方、歩くスピードなどそれぞれの個性が見えてきます。前屈みでそろそろとすり足で歩いていくお年寄り、足先を外に向けからだを横に揺らしながらせかせか歩く肥満体の男性、細いヒールの靴で膝をまげ、チョコチョコ歩いている若い女性などを見かけると、つい聞こえないのに、「背筋を伸ばして」とか、「顔を上げて」とか、「肩の力を抜いて」などとエールを送りたくなります。街角のマンウォッチングは、飽きることがありません。ところで、

## 第3章　自分のことに気づいていますか？

自分の歩き方はどうでしょうか。ショーウインドウを覗くふりをしながら、自分の歩き姿を写してみると、「他人の振り見て、わが振りなおせ」のことわざが心に浮かんできます。

### すり足予備軍が増えている

　一般に高齢者の歩き方の特色は、筋力が低下し、姿勢が悪くなり、足が上がらず、膝が伸びないため、歩幅が小さく、すり足、べた足になりやすいことです。

　歩き出す時、膝を伸ばし、足を前に出すと、踵から着地することになり、つま先は上がります。その足に体重をかけるために、後方の足の踵が引き上げられ、足指の付け根で地面を押して推進力をつけます。ところが、前屈みになると、膝が伸びないため、歩幅が小さくなり、つま先も踵も上がらないすり足になってしまいます。すり足になりやすい要因の一つは、姿勢を保ち足を引き上げるための筋力の低下だといえます。

　かつての日本家屋は、バリアフリーからは程遠く、敷居が高く、段差が多いのが特徴でした。和室が多かったのでスリッパを使うこともありませんでした。また、30〜40分歩くのは日常茶飯事でした。いま、スリッパを使う家庭が増えました。新築する時は、高齢になった時に備えて、バリアフリーにしてしまいます。バスの乗降口も低くなり、駅にはエスカレーターやエレベーターが増え、外出しやすくなりました。バリアフリー

図3-3　高齢者に多い歩き方

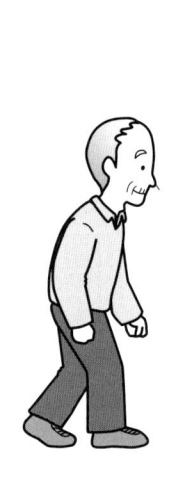

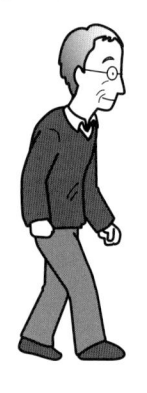

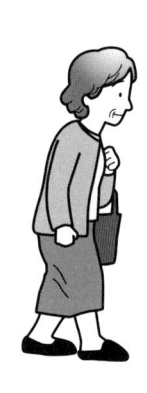

化は、必要ですし、これからも整備していく必要があります。けれども、すり足になるもう一つの要因は、まだ、さっさと元気に歩ける時からすり足に仕向けている環境にあると思うのです。母は、90歳で亡くなりましたが、その日まで2階の部屋へ階段を使っていましたし、スリッパを使ったことはありませんでした。最近、若い世代から「すり足予備軍」が確実に増えているように思います。あなたは、どんな歩き方をしていますか。

# ⑤ からだが硬くなっていませんか？

**畳の世代と椅子の世代**

　家の間取りが、リビング、ダイニング、キッチンといわれるようになって、椅子の生活が多くなり、洋式トイレが一般的になってきました。小学校の先生の話では、最近、正座ができない、かかとをつけてしゃがめない、前屈して床に手が届かないという子どもたちが増えているそうです。今の高齢者は、畳に座り、和式トイレを使って育った世代です。今の子ども達のように背が高く、スマートではありませんでしたが、正座で勉強をし、しゃがんだり、お辞儀をしたり、雑巾がけをしたり、日常生活で関節を十分に動かし、足腰は、自然に鍛えられていました。脚を前に出して前屈すると、多くの子どもたちは頭が膝につきましたし、開脚で前屈すると、床に胸がぺたんとつく子もいました。

　畳の生活を続けていても、高齢になって、膝や腰に障害がではじめると、ベッドと椅子の生活に変えることが多くなります。布団の上げ下ろしも、畳からの立ち上がりもありませんので、楽にはなりますが、いつの間にか筋力や柔軟性が低下してしまいます。ベッドを使うようになった人たちに感想を聞いてみますと、「足腰に負担がかからないので楽」だけれど、「足首の関節が硬くなった」「足腰が弱ってきた」「すぐベッドに横になるクセがついた」…といったマイナス面のあることがわかりました。生活習慣がからだの動かし方に大きく影響していることがわかります。

### 第3章　自分のことに気づいていますか？

**からだが硬くなると**

　からだが硬くなると、動きの範囲が制限されてきます。落としたものを拾う、後ろを振りむく、背中のファスナーを上げるなどの動作がおっくうになります。ちょっとしたことで足首を捻挫をしたり、手首を骨折したり、ケガもしやすくなります。

　前屈して両手を下げると、どの辺まで触ることができますか。膝下まで届かないようでは、からだがかなり硬くなっています。正面を向いて右に側屈した時、右手はどこまで届きますか。左右に違いはありませんか。からだを左右に捻ってみましょう。どの辺まで見ることができますか。また、空を見上げることはありますか。

　最近、上半身を動かすことが、だんだんなくなってきたことに気づいていますか。背骨を支えている筋肉や背中の筋肉が硬くなると、動きがぎこちなくなります。からだが左右にも前後にも、捻る時にも、しなやかさをとりもどすことができたら、もっと軽やかに動くことができるはずです。ゆりかご、ブランコ、ふりむくネコのエクササイズ（P.135～137）は、上半身をしなやかにします。ちょっとした時間にどうぞ。

図3-4　からだが硬くなっていませんか？

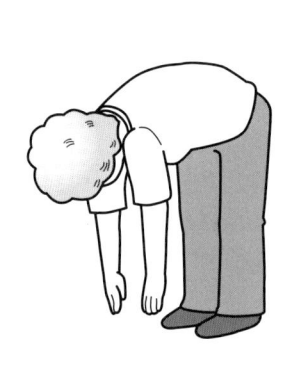

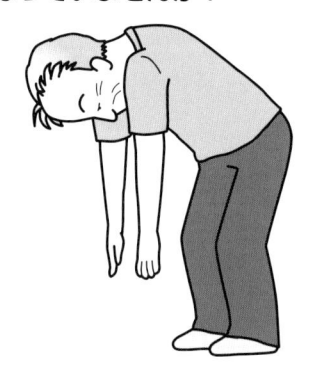

# ❻ 1日に何回、両手を上げて深呼吸をしますか？

**両手を上げ、あごを上げると呼吸は楽になる**

　ある講演会で「両手を頭上に上げることは、1日に何回ありますか？」と質問したところ、多くの人が、首を横にふり、ほとんどないということでした。

　ためしに両腕をできるだけ上に伸ばしてみましょう。両腕の重さは、体重の8分の1だそうですから、体重が64キロの場合、片腕で4キロです。上げてもすぐ降ろしたくなってしまうかもしれません。もう一度、両手をできるだけ高く上げ、天井を見るようにして、あごを上げてみましょう。両手をゆっくり下ろしましょう。呼吸が楽にできると思います。ご存知のように、この運動は深呼吸です。あごを上げると気道がまっすぐになり、肺に空気が入りやすくなります。

**呼吸筋を知っていますか**

　右手を上げ、左手で右の肋骨に触れて見ましょう。右手を上下にゆっくり動かすと肋骨が動くのがわかりますね。肋骨と肋骨の間には、肋間筋という薄い筋肉があります。

図3-5　深呼吸は呼吸筋の運動
背中をまるめていると呼吸筋は弱っていく。

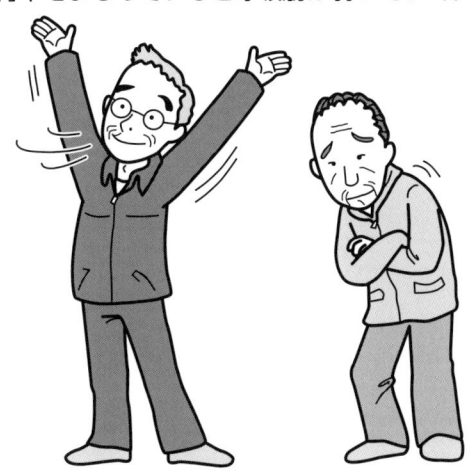

### 第3章　自分のことに気づいていますか？

肋間神経痛は知っていても、肋間筋は案外知らない人が多いのです。

　背中を丸くし、うつむいたまま呼吸をしてみましょう。胸郭が広がらないので肺に少ししか空気が入りません。両手をあげると、肋間筋は胸郭を広げ、肺にはたくさんの空気が取り込まれます。姿勢が悪いと、肋間筋は次第に弾力性を失い、硬くなって胸郭が広がらなくなります。

　また、胸とお腹の間に放射状に広がっているのが横隔膜です。横隔膜の収縮によって中心部が下がると、胸郭が広がって肺に空気が入ってきます。腹筋は、空気を吐き出すのを助けます。腹筋や背筋も呼吸を助けます。仕事の合間やちょっと疲れたと思うとき、両手を上げて大きく深呼吸をしましょう。ティタイム（お茶の時間）をとるように、1日に3回は深呼吸タイムを取りましょう。

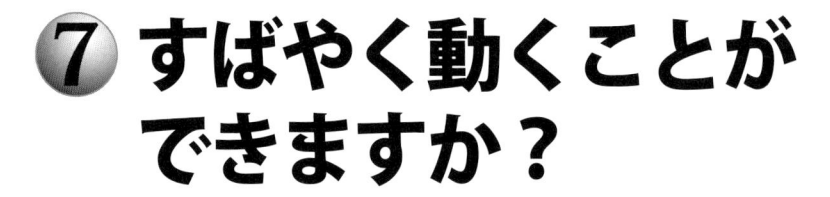

## ❼ すばやく動くことができますか？

**動きがゆっくりペース（緩慢）になる**

　日常生活を振り返ってみると、若い時に比べてすべての動作が緩慢になったような気がします。椅子から立ち上がる時も「どっこいしょ」と掛け声をかけ、家事をするのも万事ゆっくり。横断歩道を渡りきれないうちに信号が点滅して、ヒヤッとすることもしばしばです。バスが来ても走ってまで乗ろうという気にはなれません。駅の階段をリズミカルに駆け下りて行く若者をみると、「自分もああだったのに。年だなあ。」と思ってしまいます。

　加齢とともに体力が低下し、動くのがおっくうになってくると、いつの間にか、日常生活動作すべてがゆっくりペースになってしまいます。いざという時にすばやく動くことができなくなると、足がもつれて転ばないとも限りません。身軽にすばやく動ける、敏捷性を維持することはできるのでしょうか？

# 7 すばやく動くことができますか？

## 速筋線維と遅筋線維

ところで筋肉はたくさんの線維で構成されていますが、大きく分けて2種類の筋線維からなりたっています。1つはゆっくり収縮を繰り返すので「遅筋線維」と呼ばれ、酸素をたくさん蓄えることができるので「赤筋線維」ともいわれます。もう1つはすばやく収縮を繰り返すので「速筋線維」と呼ばれ、酸素量の少ない筋線維なので「白筋線維」ともいわれます。

遅筋線維は、骨の周辺などに多く存在し、疲労しにくい性質を持っています。姿勢を保つための脊柱起立筋や、長時間立ったり、歩いたりするための筋肉は、疲れにくい遅筋線維が役立ちます。一方、速筋線維は、筋肉の表面に近いところに多く、すばやく動くのに役立ちますが、すぐ疲労してしまいます。9秒86で100mを走り抜けたカール・ルイスは、跳躍の選手でもありましたが、すばやくパワーを発揮できる速筋線維が多く、素晴らしい競技力を発揮することができたと考えられます。マラソン選手の宗兄弟は、遅筋線維が多く、疲労せず長く走りつづけることができたと考えられます。トップレベルの選手になると、素質と努力がパフォーマンスを高めます。

一般的には、だれでも高齢になると、動きが緩慢になり、すばやく動くことができなくなります。その理由は、速く動くための速筋線維が先に衰えるからだとされています。それに拍車をかけるのが日頃のゆっくりペースです。速く行かなければと思うと、上半身だけが前傾し、足の動きが追いつかず、転んでしまうこともあります。加齢に伴って低下していく機能をできるだけ維持するためには、使い続けることが必要です。無理をする必要はありませんが、さっとスマートに立ち上がる、よい姿勢でさっさと歩く、家事を手早くやってみるなど、メリハリのある動作を心がけることが、速筋線維の萎縮を遅らせるのに役立つでしょう。

第3章　自分のことに気づいていますか？

# ⑧ 身長が低くなったと思いませんか？

### 骨の老化、筋力の低下が身長を低くする

　身長がいつの間にか、子どもたちに追い越され、子どもの成長を喜んでいるうちはよかったのですが、このところ自分の背が低くなったと感じることはありませんか？　実際に測ってみると、若い時は、168センチだった身長が、3センチも低くなっていて驚くことがあります。身長が伸びるのは、主として脚の骨など骨の発育によります。子どもの時の適度な運動は、骨に刺激を与え、骨を成長させます。しっかりと体重を支えて、走ったり跳んだりすることで、骨は太く長くなり、しっかりした骨格ができ上がっていきます。骨の細胞には、造骨細胞と破骨細胞があり、常時入れ替わっているのですが、高齢になるにつれ造骨作用が低下して、骨量が減り、時に骨粗しょう症になって、骨折しやすくなります。腰椎の圧迫骨折で背中が丸くなったり、O脚になったり、背骨の椎間板が薄くなり弾力性を失うなど、背が低くなる要因は少なくありません。

　それに拍車をかけるのが、日常の姿勢です。引力に逆らわずに、楽なつもりで背中を丸くすると、腹筋が緩み、胸が下垂し、あごが出てきます。つまり、背骨を支える筋力が低下すると、身長はさらに低くなっていくのです。

### ボディ・ゾーンを広げる

　手をできるだけ上に伸ばす、右横にも左横にも伸ばす、前にも、後ろにも伸ばしてみる。ジャンプして両手を上に伸ばす、横に1歩踏み出して手を伸ばす、前にも、後ろにも大きく踏み出して手を伸ばす。自分がいる空間がさらに大きく広がります。このようにして、上下、左右、前後にできる3次元の空間をボディ・ゾーンといいます。

　伸び伸びと大きく動く時、ボディ・ゾーンは広がります。バスケットボールの選手が両手を大きく広げて立ちふさがり、相手を圧倒します。また、できるだけ体を低く小さくして、ドリブルで相手選手の間をすりぬけ、シュートします。体操競技では、指先から足の先まで意識を集中し、ボディ・ゾーンの大きさをアピールします。スポーツや舞

## 8 身長が低くなったと思いませんか？

台芸術で意識する、しないに関わらず、ボディ・ゾーンは、さまざまに活用されています。

　これまでボディ・ゾーンを意識したことがありますか？　年をとると、パワーも低下し、跳び上がることも、大きく動くこともなくなり、ボディ・ゾーンは、徐々に小さくなってしまいます。ボディ・ゾーンは、自分のテリトリー（支配できる空間）でもあります。ボディ・ゾーンを意識している人は、たとえ小柄でも存在感があります。時にはオペラ歌手のように大げさにボディ・ゾーンを広げてみましょう。

　ボディ・ゾーンを意識することは、元気づくりに効果的です。

**図3-6　気持ちの持ち方でボディ・ゾーンは大きくなる**
　気分が落ち込むとボディ・ゾーンは小さくなり、前向きの気持ちでいると、ボディ・ゾーンは自然に広がります。

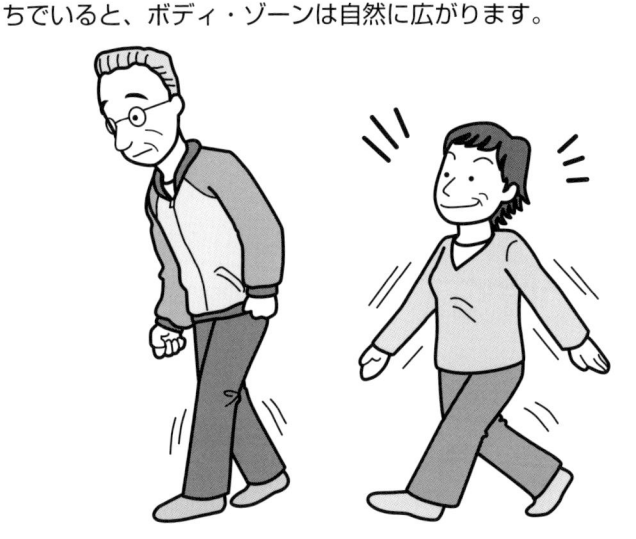

# ❾ 太り過ぎてはいませんか？

第3章　自分のことに気づいていますか？

### 肥満の判定はBMIで

　一般に肥満の原因は、食べ過ぎ、カロリーのとり過ぎですが、運動不足だと消費するエネルギーが少ないため、結果的には肥満になってしまいます。肥満とは、体重が多すぎるというより、脂肪の占める割合が多すぎる状態をいいます。からだは筋肉、骨、内臓、脂肪などで構成されていますから、体重だけで肥満と判定するのは正確ではありません。しかし、手軽に肥満を判定できるとして、肥満学会をはじめ、多くのところで肥満の判定に用いられているのが、BMI（Body Mass Index＝体格指数）です。

　BMIは、体重（kg）÷身長（m）÷身長（m）で求めます。BMIを計算してみましょう。ちなみに体重70kg、身長160cmの場合、70÷1.6÷1.6＝27.3　BMIは27.3で、やや肥満（肥満1度）と判定されます（表3－2）。

　また、図3－7は、BMIから見た肥満者（BMIが25以上）の推移です。男性では30〜69歳までの30％以上が肥満と判定されていますし、70歳以上でも肥満者が増加しています。女性では、痩せ願望が強く、20〜30歳代では低体重（やせ）と判定される人が増え、問題になっています。60歳以上では30％以上が肥満になっています。データによりますと、高齢者では、BMIが、25〜27程度の人が日本人では長生きしているそうです。

### 体重だけでなく、体脂肪率を測る

　最近では、体脂肪率（からだの組織のうち脂肪が占める割合）も同時に計れる体重計を使う家庭が増えてきました。体重計に乗っただけでなぜ体脂肪率がわかるか、原理はいたって簡単です。からだを構成する組織の通電性が異なることを利用しています。からだの組織で通電性が高いのは筋肉や血液、通電性が低いのは、脂肪や骨などです。体肢にごく微弱な電流を通すことによって電気抵抗を求め、身長・体重など他の測定項目等と組み合わせ、体脂肪率を測定するプログラムが体重計に組み込まれているのです。体内の水分量が変化すると体脂肪率が微妙に変化しますので、条件を一定にして測ることをお勧めします。肥満と判定されるのは、男性で25％以上、女性では30％以上です（表

3-3　体脂肪率による判定)。

表3-2　BMIによる肥満の判定

| BMI | 判　定 |
|---|---|
| ＜18.5 | 低体重（やせ） |
| 18.5＜〜＜25 | 普通体重（普通） |
| 25＜〜＜30 | 肥満1度（やや太っている） |
| 30＜〜＜35 | 肥満2度（太っている） |
| 35＜〜＜40 | 肥満3度（太りすぎ） |
| 40＜ | 肥満4度（非常に太りすぎ） |

BMI（Boby Mass Index）＝体重（kg）÷身長（m）÷身長（m）

図3-7　BMIからみた肥満者（BMI≧25）の推移

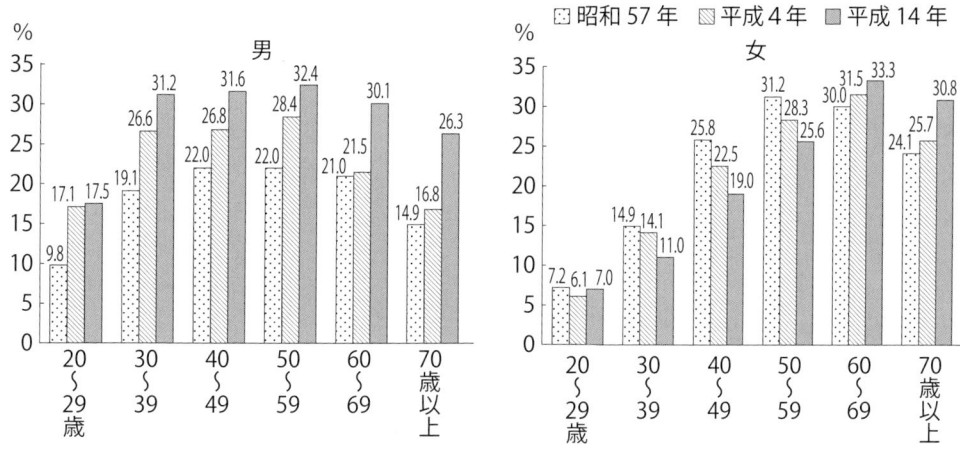

男

| 年齢 | 昭和57年 | 平成4年 | 平成14年 |
|---|---|---|---|
| 20〜29歳 | 9.8 | 17.1 | 17.5 |
| 30〜39 | 19.1 | 26.6 | 31.2 |
| 40〜49 | 22.0 | 26.8 | 31.6 |
| 50〜59 | 22.0 | 28.4 | 32.4 |
| 60〜69 | 21.0 | 21.5 | 30.1 |
| 70歳以上 | 14.9 | 16.8 | 26.3 |

女

| 年齢 | 昭和57年 | 平成4年 | 平成14年 |
|---|---|---|---|
| 20〜29歳 | 7.2 | 6.1 | 7.0 |
| 30〜39 | 14.9 | 14.1 | 11.0 |
| 40〜49 | 25.8 | 22.5 | 19.0 |
| 50〜59 | 31.2 | 28.3 | 25.6 |
| 60〜69 | 30.0 | 31.5 | 33.3 |
| 70歳以上 | 24.1 | 25.7 | 30.8 |

資料：厚生労働省「国民栄養調査」

表3-3　体脂肪による肥満の判定

| 性別 | 適正範囲 | 要注意 | 肥　満 |
|---|---|---|---|
| 男性 | 17〜23% | 24% | 25%以上 |
| 女性 | 20〜27% | 28〜29% | 30%以上 |

第3章 自分のことに気づいていますか？

# ⑩ 健康なのに なぜかやせてきた

**若年女性で増えている低体重（やせ）**

　BMIが18.5未満を低体重（やせ）といいます。国民栄養調査（2004年）によりますと、BMIが18.5未満の割合は、20歳代女性の26％、4人に1人が痩せと判定されています。30歳代の女性も15％が低体重であり、20年前に比べ2倍になっているということです。男性は、自分の体型を適正に把握しているのですが、女性では普通の体型でも太っていると評価する傾向があり、15〜19歳では、「痩せている」にもかかわらず、「普通」と自己評価する女子が増えております。やせ願望は低年齢化しています。若い年齢では、間違ったダイエットによる低栄養で、貧血や生理不順、骨量の減少などが問題になっています。最も骨量を増やし、体力の向上が期待される時期であるだけに対策が急がれます。

**高齢者では、気づかぬうちに低栄養に**

　ところで、60歳以上では男女とも低体重（やせ）は年々減少し、60〜69歳では4％前後、70歳以上では、男性で約8％、女性では10％でそれほど多いわけではありません。

　知人のYさん（75歳、女性）は、外出先で倒れ、救急車で病院に搬送され、栄養失調と鉄欠乏性の貧血ということで、1週間ほど点滴をして退院してきました。こうなってしまった要因は、一人暮らしになってからの食生活にありました。もともと食の細かったYさん、健康状態に問題があったわけではないのですが、不規則な食生活で低栄養状態が続き、BMIは17になっていました。また、Sさん（72歳、男性）は、「最近、スマートになりましたね。」と声をかけられるようになり、体重を測ったところ、1ヵ月で3kgも体重が落ちていました。入れ歯が合わず、食事の量が少なくなったのと、好きだった豆や肉類が食べられなかった結果だとわかりました。

　介護予防のプログラムにも高齢者の低栄養改善や口腔ケアがとり上げられています。低栄養が続くと体力や気力が衰え、運動や外出に対する意欲が失われてきます。また、免疫機能が低下して、感染症にかかりやすくなるだけでなく、病気やケガからの回復機

能も低下します。また口腔ケアも高齢期の健康を支えるために重要です。

　高齢になってからでも、知らないでいるより知っているほうが、より賢明な生き方ができるはずです。要介護や寝たきりにならないためには、高齢期の食生活や口腔ケアについても学ぶ機会を持ちたいものです。

　ここでは、口周辺の筋肉を動かすアイウエオ体操をご紹介しましょう。この体操は、唾液腺を刺激し、咀嚼力をつけ、発音を改善し、表情を豊かにします。

---

**高齢期の食事のヒント**

①欠食せず、3食をバランスよくとる。
②動物性蛋白質（肉、魚、卵、乳製品など）を十分にとる。
③毎日、牛乳あるいは、乳製品をとる。
④緑黄色野菜をバランスよくとる。
⑤同じ食材に片寄らないようにする。
⑥油脂類が不足しないようにする。
⑦家族や友人たちと楽しく食事をする機会を持つ。

---

**図3-8　アイウエオ体操**（口周辺の筋肉を動かす）

　初めは、小さく、ゆっくり行ないましょう。
①舌の運動：・口を開けて舌を伸ばす。
　　　　　　・舌で上あごに触れながら奥に巻き込む。
　　　　　　・舌で左右の口角に触れる。
　　　　　　・口を開け、舌の先を唇に触れながら、右回り、左回りする。
②声を出しながら、大きく口をあけてアー。
③口を横に引いて、声を出してイー。
④口を尖らせて、ウー。
⑤微笑みながら、エー。
⑥口を小さく尖らせて、オー。
⑦口を尖らせて空気を一杯に吸い込み、頬を
　膨らましてから、徐々に息を吐く。

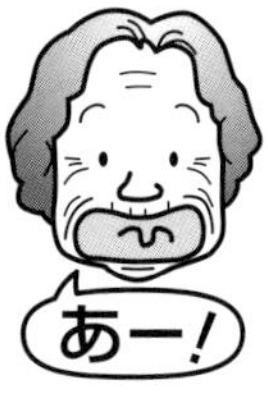

第3章　自分のことに気づいていますか？

# ⑪ お互いに気づいて、支えあう

**気づいて、気づかって、支えあう**

　「自分のからだで70年も生きてきたのに、からだのことには全く無関心、それなのに、心臓も骨も筋肉も、ここまでよくがんばってくれたと思います。医者に診てもらうことも大切ですが、これからは、からだからの信号をしっかり受け止め、からだを無理なく動かしていこうと思います。家内がこのところ少し弱ってきました。家内の健康にも気を使い、共に老いの坂道を登っていこうと思います。」Tさんからこころ暖まるお便りを頂きました。夫婦がお互いに自立し、支えあっていくためにも、自分のことに気づいて、相手のことも気づかって、少しの努力でできることは、一緒にがんばっていく必要があるように思います。Tさん夫妻は、1日30分、週3回、3ヵ月間　運動を継続することを目標にラジオ体操に通い始めています。「家内ののろのろ歩きが気になりましてね。今、公園まで15分かかりますが、少し速く歩けるようになったら、回数を増やし、半年後には、若い頃、二人で行った飛鳥を訪ねることにしています。」

**健康を気づかい、支えあう仲間の存在**

　高齢になった今、同じ世代の仲間は、お互いに理解しあい、支えあうことのできる大切な存在です。高齢社会では、「遠くの親類より近くの他人」ということわざ通り、日頃の何気ない支えあいは、地域が基盤になります。私の知っている健康体操クラブでも、夫を介護中のMさんのもとにクラブの仲間が交代で買い物を届けたり、留守番をしたり、Mさんの話し相手になったりしていました。後で聞いた話ですが、「背中丸くしてどうしたの。」と仲間が声をかけてくれたのがきっかけで、手伝ってくれることになったのだそうです。「毎日の介護に追われて、相当に疲れていたのだと思います。みんなに手伝ってもらい、気分的に余裕ができて、背すじを伸ばすようになりました。」とのこと。その後、Mさんは、夫の最後をみとり、自分の病気も克服し、今、近くの病院でボランティアとして患者さんたちをサポートしています。

## 11 お互いに気づいて、支えあう

「今、元気でいられるのは、クラブの仲間のおかげ」という彼女は、とっくに喜寿を超えているはずです。

**運動不足・不活発度チェック**（武井　作成）

①1日1度は外出し、10分以上続けて歩く　　　　　　　　　　　（はい、時々、いいえ）
②家では、座っていることの方が多い　　　　　　　　　　　　（いいえ、時々、はい）
③1日に1回、体操をしている　　　　　　　　　　　　　　　（はい、時々、いいえ）
④階段よりエスカレーターを使う　　　　　　　　　　　　　　（いいえ、時々、はい）
⑤ズボンやスカートはもちろん、靴下も立ってはく　　　　　　（はい、時々、いいえ）
⑥歩くのは、遅い方である　　　　　　　　　　　　　　　（いいえ、年齢相応、はい）
⑦いつもよい姿勢を心がけている　　　　　　　　　　　　　　（はい、時々、いいえ）
⑧つまづきやすい　　　　　　　　　　　　　　　　　　　　　（いいえ、時々、はい）
⑨新しいことに興味・関心がある　　　　　　　（はい、どちらともいえない、いいえ）
⑩ごろっと横になることがある　　　　　　　　　　　　　　　（いいえ、時々、はい）

　回答の左から3点、2点、1点　とし、合計点で評価します。

| 30～26点 | A | とても活動的で結構です。　　花マルです。 |
| --- | --- | --- |
| 25～21点 | B | かなり活動的な生活です。○　よくがんばっています。 |
| 20～16点 | C | これ以上気を抜かないようにしましょう。 |
| 15～11点 | D | 運動不足です。体力が徐々に低下していきますよ。 |
| 10点以下 | E | かなり運動不足です。がんばって！　できることからはじめましょう。 |

# 第4章

# からだは
# どのように動きますか？
―からだと上手に付き合うために―

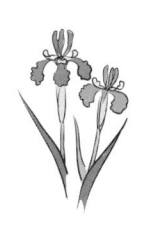

1. 運動器――骨・関節・筋肉(骨格筋)の連係プレイ
2. 頭脳の延長としての手、繊細で力強い手
3. 腕力の象徴「力こぶ」
4. 天使の翼のように――しなやかに動く肩甲骨
5. よい姿勢が呼吸を助ける
6. からだの中心を支える腹筋
7. 骨盤と股関節、腸腰筋、大殿筋――上体を支え、元気に歩く
8. 老化は脚から
9. 下腿の筋肉と足関節

第4章　からだはどのように動きますか？──からだと上手に付き合うために──

# ① 運動器 ── 骨・関節・筋肉（骨格筋）の連携プレイ

## 骨のこと

　骨格は約200個の骨からなり、体重の約20％を占めています（頭蓋骨22、脊椎骨26、胸骨1、肋骨12対＝24、上肢骨32対＝64、下肢骨31対＝62など）。人体の99％のカルシウム、85％のリンが骨に含まれています。骨の形には、上腕骨や大腿骨のような長骨、頭蓋骨や肩甲骨のような扁平骨、手首（手根骨）や足首（足根骨）のような短骨、そして脊椎骨のように臼状の骨が積み重なっているものなどがあります。骨格を中心に筋肉や靱帯、軟骨、脂肪などが周辺を取り囲み、体型をつくっています。骨格には全身を支える働き（支持性）と神経司令や筋肉の収縮によって動きをつくりだす働き（可動性）があります。

## 関節のこと

　骨の連結部分を関節といい、可動性に乏しい関節と可動性のある関節があります。関節は、球関節（肩関節）、臼関節（股関節）、蝶番関節（肘関節）、楕円関節（手関節）などがあり、関節の可動域が異なります。関節運動には屈曲と伸展、内転と外転、内旋と外旋、回内と回外があります。

## 筋肉・骨格筋のこと

　筋肉は、組織的に横紋筋（骨格筋、心筋）と平滑筋（内臓の運動）があります。骨格筋は意識的に動かすことができるので随意筋ともいわれます。ヒトでは約400個の骨格筋があり、両端の腱で骨と骨を繋ぎ、運動（動き）を可能にしています。すばやく大きな力を出すことができる反面、疲労するという特徴があります。心筋は不随意筋で自律神経系によって調整され、普段は一定のリズムで動いていますが、激しい運動をすると、神経系の刺激を受けて、収縮の速度が速くなります。つまり心拍数が増えます。平滑筋で代表的なのが消化管壁で、疲労することなく内容物を移動させます。もちろん不随意筋です。本書では特別な場合を除いて「筋肉」は「骨格筋」を指しています。念のため。

1 運動器─骨・関節・筋肉(骨格筋)の連携プレイ

## 骨・関節・筋肉の連携プレイ

それぞれの骨がどんな関節で他の骨とつながっているか、そして、筋肉がどんな力で収縮するかによって、実に様々な運動をすることができます。それは、骨と関節と筋肉のみごとな連携プレイの結果です。同一方向の運動を行なう場合、協力する筋肉を協力筋、反対方向に働く筋肉(伸筋と屈筋)を拮抗筋といいます。

### 図4-1　全身の骨格

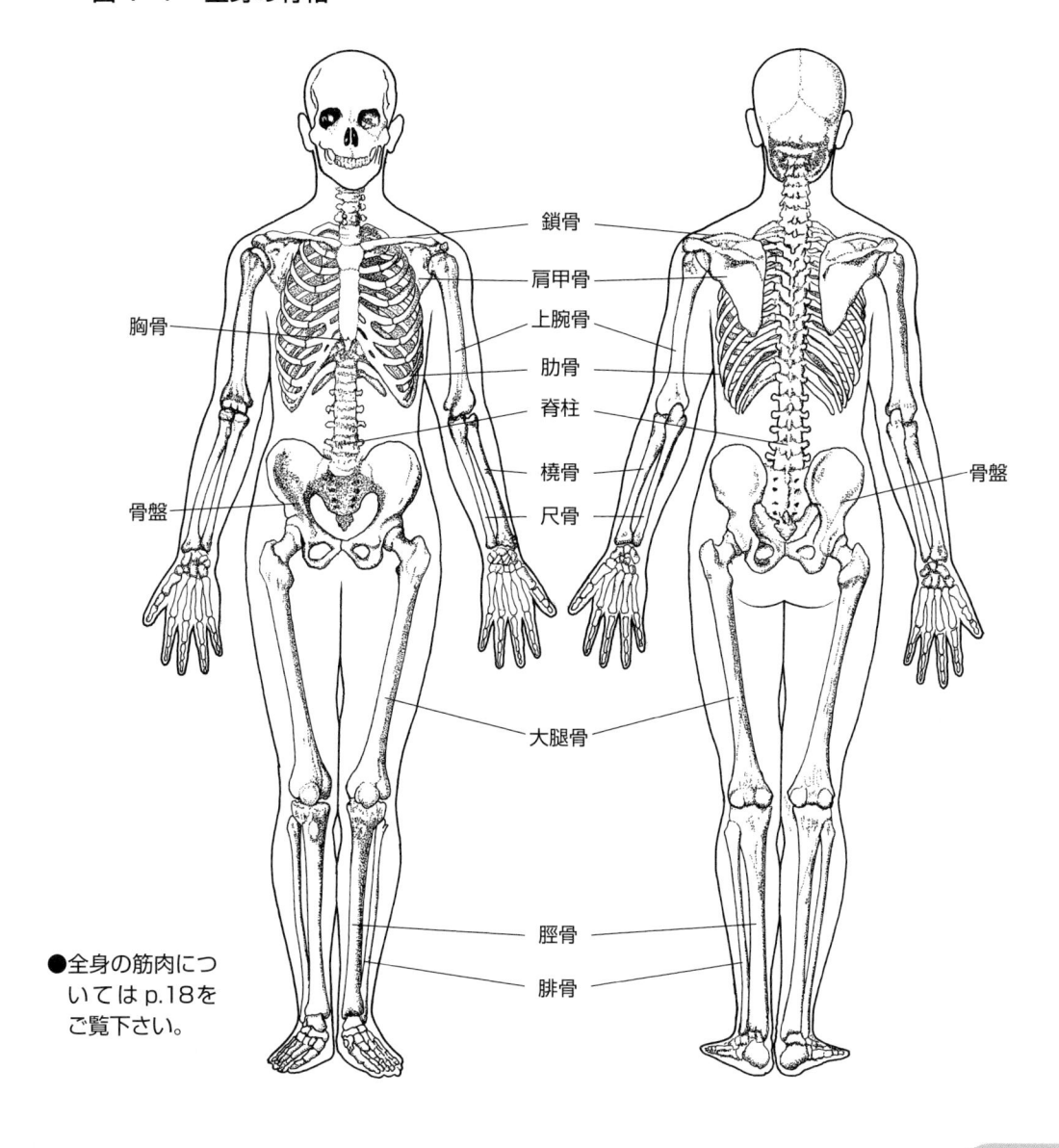

- 鎖骨
- 肩甲骨
- 上腕骨
- 肋骨
- 脊柱
- 橈骨
- 尺骨
- 胸骨
- 骨盤
- 大腿骨
- 脛骨
- 腓骨

●全身の筋肉については p.18 をご覧下さい。

## 第4章　からだはどのように動きますか？——からだと上手に付き合うために——

### 図4-2　主な関節

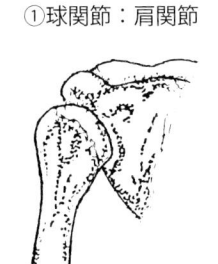

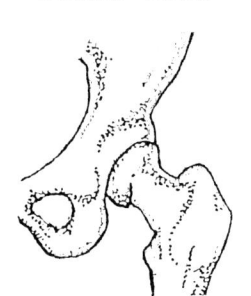

①球関節：肩関節　　②臼関節：股関節　　③蝶番関節：肘（腕尺）関節

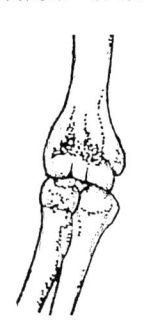

### 図4-3　関節の可動域

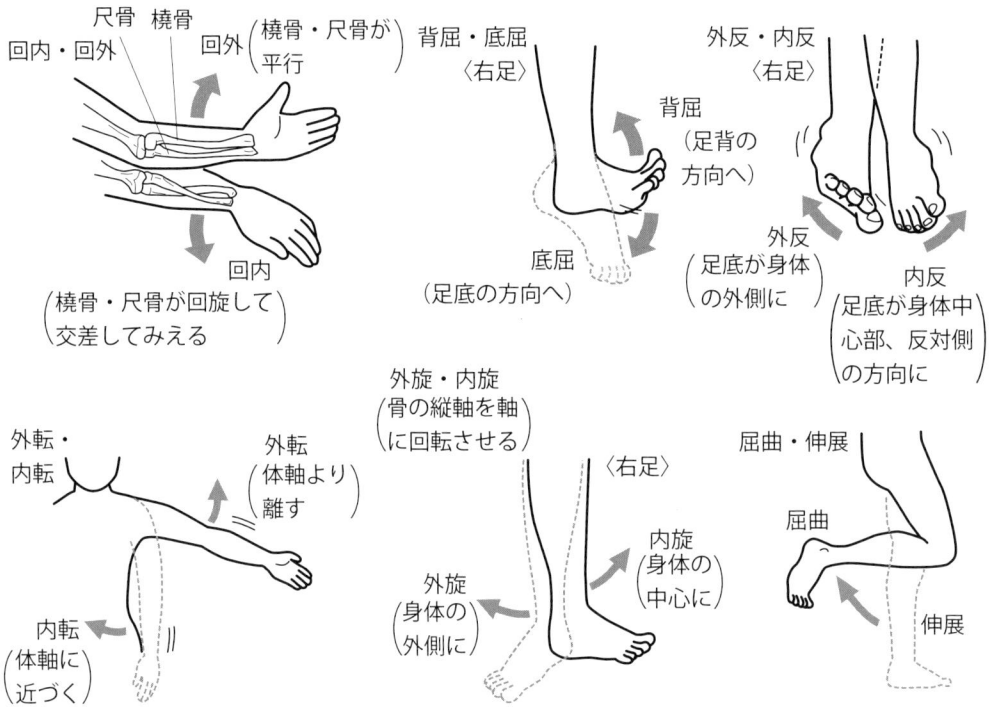

回内・回外　尺骨　橈骨　回外（橈骨・尺骨が平行）
回内（橈骨・尺骨が回旋して交差してみえる）

背屈・底屈〈右足〉
背屈（足背の方向へ）
底屈（足底の方向へ）

外反・内反〈右足〉
外反（足底が身体の外側に）
内反（足底が身体中心部、反対側の方向に）

外転・内転
外転（体軸より離す）
内転（体軸に近づく）

外旋・内旋（骨の縦軸を軸に回転させる）〈右足〉
外旋（身体の外側に）
内旋（身体の中心に）

屈曲・伸展
屈曲
伸展

小板橋喜久代編　『カラーアトラス　からだの構造と機能』　学習研究社、2001　より

# ❷ 頭脳の延長としての手、繊細で力強い手

**頭脳の延長としての手の役割が少なくなった**

　手（手首から先）は、からだ全体からみるとそれほど大きくありませんが、生きていくために果たす役割は、他の部位に比べて、どれだけ大きいか、日常のちょっとした動作からでも容易に想像することができるでしょう。哲学者カントは、「手は、頭脳の延長」といったそうですが、ペンフィールドの図をみると、手が大脳皮質のいかに大きな面積を占めているかがわかります（ちなみに顔面には、外界情報を捉える感覚器が集中しています）。大脳皮質の知覚野、運動野に占める面積が大きいほど、その部位にはたくさんの神経が分布していて、感覚や運動の調節が精密にできるのです。

　かつて、裁縫をする、料理をする、書道をする、修理をする…など多彩に手を使う仕事が日常的にあり、脳を活性化させ、呆け防止になるといわれてきました。ところが、これらの手仕事が機械化され、手は器用さを失いつつあります。電卓、電話、パソコンなどすばやくキィを打つ画一的な動きを余儀なくされ、腱鞘炎などの障害が増えています。

**繊細に動き、力強い手をいつまでも**

　手の甲を見ると、それぞれの指の腱が手首の方に伸びているのがわかります。手首の関節は楕円関節といって、手首の曲げ伸ばしだけでなく小指側、親指側にも動きます。手のひらを上に向ける（回内）時は、前腕の橈骨、尺骨は平行、下に向ける（回外）時は、回旋して交差して見えます。さらに内転させる時には、肩の関節も運動に加わります。高齢になると、指先の動きが悪くなり、ボタンをかける、ヒモを結ぶなどの日常動作がスムーズにいかなくなります。また、手首の関節が硬くなると、手のひらをついて体重を支えることが難しくなります。英語やドイツ語で手＝hand, Hand は握ることを語源にしているといいます。繊細な動きをする手でありながら、綱を握って引いたり、重いものを持ち上げたり、思いがけない力も発揮します。手を握ったり、開いたりしている

## 第4章 からだはどのように動きますか？——からだと上手に付き合うために——

時、反対の手で前腕を触ってみると前腕の筋肉が力強く収縮を繰り返しているのがわかります。前腕の筋肉は、手の関節を動かしたり、指を屈伸させたりする働きがあります。できる範囲で力仕事をしたり、楽器を演奏したり、料理したり、手芸をしたり、いつまでも、巧みな手仕事の現役でいたいですね。

**図4-4　ペンフィールドの図**
大脳皮質運動野の断面と関連する領域

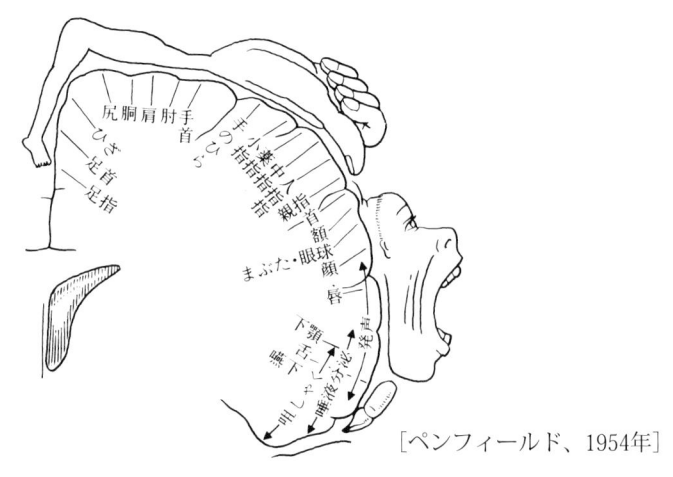

［ペンフィールド、1954年］

### 図4-5　手のエクササイズ

① グー、チョキ、パーを初めはゆっくり、次第に速く繰返します。いつも右手が勝つようにじゃんけんをしてみましょう。次は左手が勝つように。

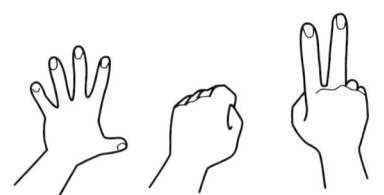

② 手をいろいろな方向に軽く振りましょう。糸巻きのように内回し、外回しをしてみましょう。

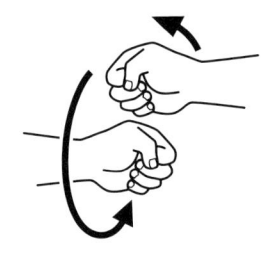

③ 手首をストレッチしましょう。掌を反対にあわせて押し合います。手首を立て、反対の手で指先を甲のほうに引きます。

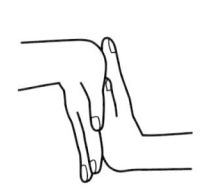

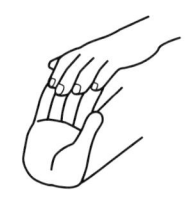

④ 左右の指を合わせて開きながら、軽く押します。

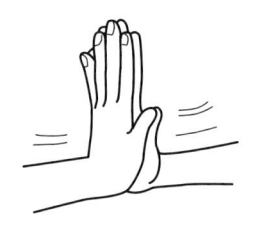

# ❸ 腕力の象徴「力こぶ」

**腕の屈伸運動**

　腕は、肘から手首までを前腕、肘から肩までを上腕といいます。肘の関節は、蝶番（ちょうつがい）関節といわれ、腕を屈伸する時には、ちょうどドアが開閉するように動きます。力を入れて腕を曲げた時、「力こぶ」のできる筋肉を上腕二頭筋といいます。肘を軽く曲げて、肘の内側に触れてみるとこの筋肉の腱に触れることができます。この腱は、肘の関節を越えて前腕の骨に付着しています。上腕二頭筋が収縮すると、この腱で前腕の骨を引き寄せ、腕が屈曲します。この時、拮抗筋である上腕三頭筋は、緩んでいます。上腕三頭筋が収縮すると、蝶番である肘関節が開き、腕が伸びます。ちなみに二頭筋、三頭筋とは、肩に近いほうの腱が２つ、３つに分かれている筋肉のことで、腱はそれぞれ別の骨についています。肘の可動域は限られていますが、手首の関節や肩関節が一緒に動くことによって、腕は様々な方向に屈伸運動を行なうことができるのです。

**腕でからだを支える**

　身の回りのことがいつまでも自分でできるためには、運動をして腕の力を落とさないようにすることです。転んだ時、自分の体重を両手でしっかり受け止めることができるでしょうか？　椅子からの立ち上がる時、椅子やテーブルを両手で押してヨイショと掛け声をかけている人をよく見かけます。足腰の筋力が低下してくると、腕に頼りがちになります。

　前腕の筋肉は、手を握ったり開いたりすることで、上腕の筋肉は肘を曲げ伸ばしすることで鍛えられます。日常的には、腕を曲げることは多いのですが、伸ばすことはあまりありません。したがって、上腕三頭筋を触ってみると筋肉は細く、柔らかく摘める部分があります。これは、筋肉ではありません。脂肪です。腕をしっかり伸ばす運動や肘を伸ばし手首を立てて前に押すエクササイズが効果的です。また腕立伏せも効果的な運動ですが、筋力が弱い人、特に高齢の女性には、難しいエクササイズです。立ったまま両手を壁やテーブルの上に置いて腕の屈伸をしましょう。

## 第4章　からだはどのように動きますか？――からだと上手に付き合うために――

　体力の低下に伴って大切になるのは、特定の筋力だけに頼らないこと。どことどのように連携をとれば、より楽にからだを支えることができるか、感じとってください。背なか、お腹、膝、床を押す足などと連携できていますか？

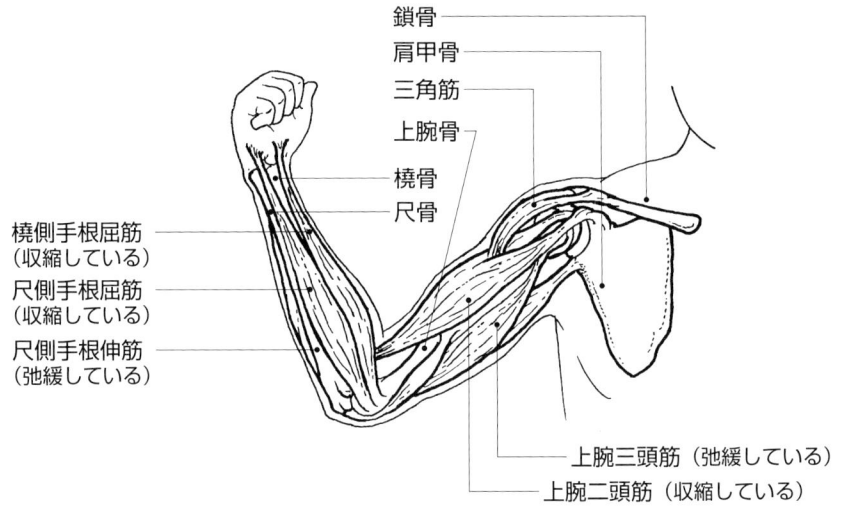

図4-6　上肢の主な筋肉と骨（腕を屈曲した時）

- 鎖骨
- 肩甲骨
- 三角筋
- 上腕骨
- 橈骨
- 尺骨
- 橈側手根屈筋（収縮している）
- 尺側手根屈筋（収縮している）
- 尺側手根伸筋（弛緩している）
- 上腕三頭筋（弛緩している）
- 上腕二頭筋（収縮している）

図4-7　腕の筋力アップ（各4〜8回）

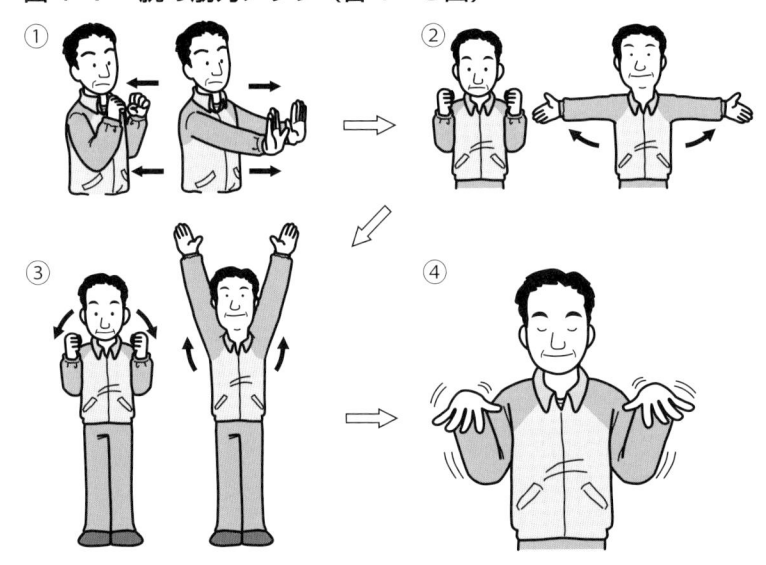

① ② ③ ④

・手を握って開くことによって前腕（肘から手首まで）の筋力アップ。
・肘の屈伸によって上腕（肘から肩まで）の筋力アップ。
・腕を伸ばす方向を前、横、上と変えることによって肩関節の動きを改善。
・最後に手を軽く振りましょう。

## 3 腕力の象徴「力こぶ」

**図4-8 腕立伏せのエクササイズ（できるところから始めましょう。）**

起き上がる、立ち上がる、荷物を持つ、つかまるなど、日常的に使っていないと腕の筋力が低下します。1日、何回でも軽く行いましょう。

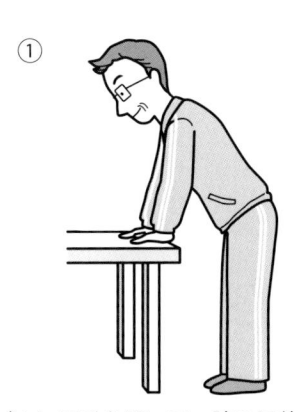

①テーブルに両手を置いて、腕の屈伸を行います。背中を伸ばして、腕を伸ばす時に力を入れます。いつでも、誰でも無理なくできます。10回を目標に。

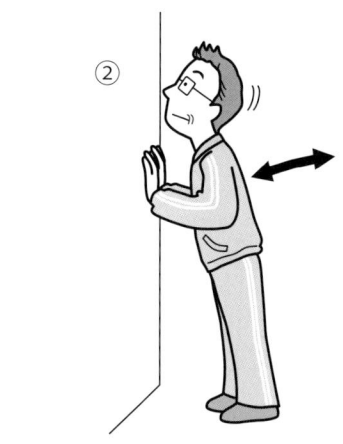

②壁に両手を置いて腕の屈伸を行います。足の位置を壁から離すときつくなります。10回程度。

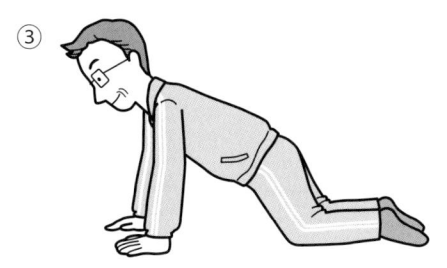

③膝をついて腕立伏せを行います。よい姿勢で。顔の下に座布団を何枚か入れてもよいでしょう。10回を目標に。

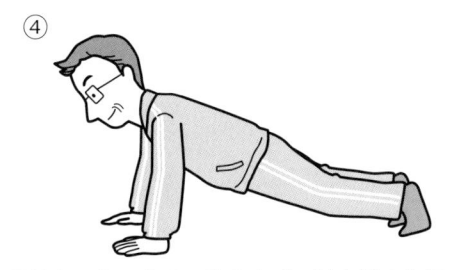

④体力のある人は、膝を上げて腕立伏せを行います。無理しないようにしましょう。

腕立伏せは腕の筋力だけでなく胸（大胸筋）や肩周辺の筋力をアップし上半身を強くします。

第4章 からだはどのように動きますか？——からだと上手に付き合うために——

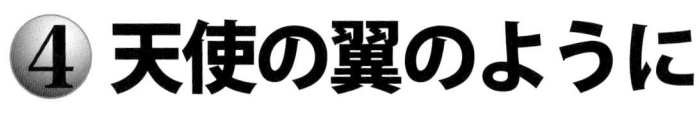

# ❹ 天使の翼のように
## ——しなやかに動く肩甲骨——

### 肩甲骨をそっと動かしてみる

　肩の関節は、肩甲骨の外側にある比較的小さくて浅いくぼみに上腕骨の大きな骨頭がはまり込んだ球関節であり、鎖骨や胸骨、肩甲骨が肋骨の上をすべる動きなどに助けられて、腕を前後、上下、回すなど、多方向に動かすことができます。背中にある貝殻の形をした骨が肩甲骨ですが、見えないところにあるため、普段、意識することはほどんどありません。床に仰向けになり、片手を軽く天井の方に上げて、さらに上に伸ばそうとすると、肩甲骨が床から上がります。両手を交互にそっと上に伸ばし、肩甲骨の動きを感じてください。幼い子どもの背中に触れると、肩甲骨はまるで天使の翼のように軽やかに動いています。肩甲骨は鎖骨とつながり、背中の筋肉によって、肋骨の上を滑るように動きます。腕を前に伸ばした時、肩甲骨を軽く前に押し出すようにすると、さらに遠くまで伸ばすことができます。頭を後ろに回すと、もっと遠くまで手が届きます。このようにからだは、それぞれの部位が見事に連携して動くのですが、動かさないでいるといつの間にか固くなり、動き方どころか動けることすら忘れてしまいます。

### 肩の力を抜いて

　私たちは、寝ている時以外は、重たい腕（両腕で体重の8分の1）を肩関節で吊り上げています。そのため、長時間、慣れないパソコンや編み物などで緊張状態が続きますと、無意識のうちに肩の力が入り、背中が板のように硬くなって、呼吸も浅くなってしまいます。こうした状況が続くと、慢性的な肩こりに悩まされることになります。肩に力を入れた状態で腕をスムーズに動かすことはできません。肩の力を抜いて、楽に呼吸をしましょう。それから、腕を上に伸ばす、横に伸ばす、前に伸ばす、前後に振る、大きく回すなどの運動を無理なく日常的に行なって、肩関節の動きをスムーズにし、天使の翼をとりもどしましょう。高齢になったからこそ、からだの事にいろいろ気づいて、大きな力に頼らず、上手なからだの使い方を再認識することが大切です。

## 4 天使の翼のように―しなやかに動く肩甲骨―

**図4-9 肩関節と肩甲骨**（肩甲骨・鎖骨は、上肢の動きに連動して動く）

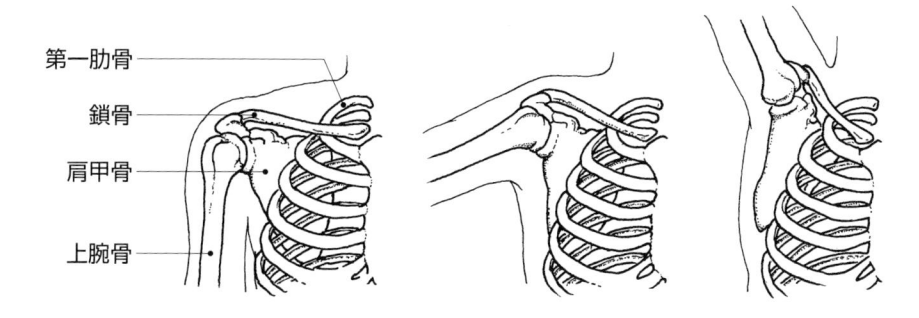

- 第一肋骨
- 鎖骨
- 肩甲骨
- 上腕骨

**図4-10 肩こり予防のエクササイズ**（天使の翼をイメージして気持ちよくできる範囲で）

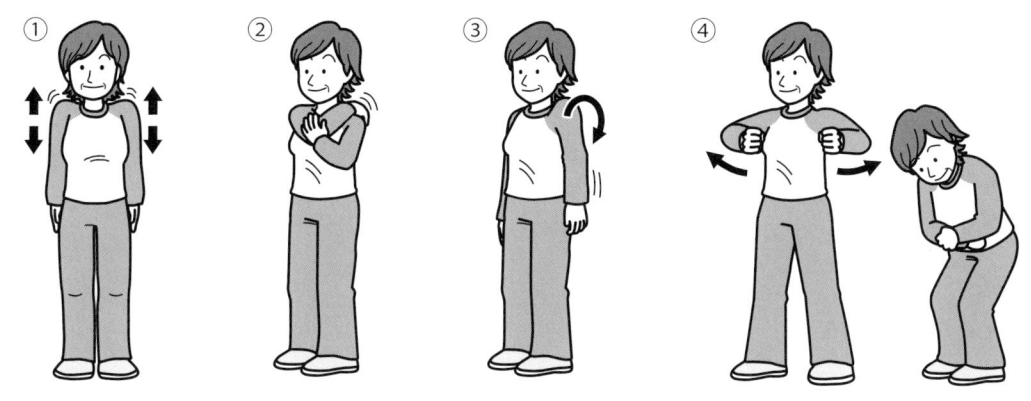

①息を吸いながら両肩をゆっくり引き上げ、ゆっくり息を吐きながら肩の力を抜いて肩を落とす。

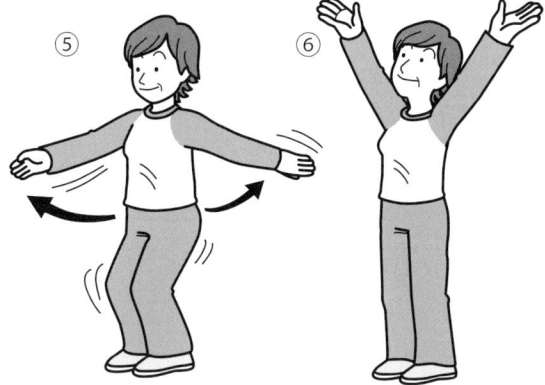

②右手を左肩に置き、左手で右肘を軽く押すと、右手で肩甲骨に触ることができます。肩甲骨をゆっくり、さすってみましょう。日頃、肩甲骨を触ることなどほとんどありませんから、円を描くようにゆっくり大きく触ってみましょう。左手でも同じように。

③腕は体側に下げたまま、右肩をゆっくり後ろにまわしてみましょう。初めは小さく、無理ない程度に大きく回します。左肩も同様に。

④両肘を軽く曲げ後ろに引いて、両方の肩甲骨を背骨の方に静かに引き寄せます。
両腕を前で交差し、背中をまるめて、肩甲骨の間を開きます。

⑤肩の力を抜いて、左右の腕を交互に前後に振ってみましょう。腕振りにあわせて、両膝を軽く屈伸しましょう。

⑥大きく息を吸いながら、両手を上に伸ばし、深呼吸をしましょう。

第4章　からだはどのように動きますか？──からだと上手に付き合うために──

# ⑤ よい姿勢が呼吸を助ける

**姿勢を保つ脊柱起立筋**

　スポーツ選手は、胸（大胸筋）、肩（三角筋）、背中（僧帽筋や広背筋）の筋肉が、みごとに鍛えられています。ところがスポーツから遠ざかるようになると、上半身の筋肉がすっかり落ちてしまいます。背中には、背骨に添って、脊柱起立筋があり、背筋を伸ばし姿勢を保つ役割を担っていますが、胸や背中などの筋肉が衰えてくると、重たい頭（体重の約7％）を支えきれず、姿勢が悪くなってしまいます（図3-2参照）。胸を張って軍隊式の「気を付け」の姿勢をとると肩が上がり、左右の肩甲骨が近づいて、背中はそり気味で過緊張の状態になり、呼吸は浅くなってしまいます。この姿勢では、全く動くことはできません。

　肩の力を抜き、腹筋を軽く引き締めるようにすると、背中のそりがなくなり、自然なよい姿勢になります。呼吸も楽になり、効率のよい動きができます。胸や背中の筋肉は腕や肩と連動しています。腕を上げたり、腕を平行に開いたり、肩を回したりすると、大胸筋はじめ、三角筋も一緒に動きます。また、上体をそらせたり、背中を丸めたりすると、脊柱起立筋が背骨を動かします。よい姿勢を保つには、上体の筋力の維持と脊柱起立筋のほどよい緊張が大切です。

**呼吸運動にかかわる筋肉―肋間筋、横隔膜、腹筋―**

　肺は自力で呼吸運動をすることはできません。胸郭が広がった時に空気が肺に入り、縮小した時、出ていきます。胸郭の拡張と縮小に関わる筋肉を呼吸筋といいます。肋骨は12対あり、肋骨と肋骨の間に薄い膜状の筋肉、肋間筋があります。右の肋骨と肋骨の間に指をあて、右腕を上下させると肋骨が動くのがわかります。両手を上げるとそれぞれの肋骨の間が大きく開いて胸郭が広がり、たくさん空気が入ってきます。その時、すかさず、あごをあげると、気道が開いて呼吸が楽になります。これが深呼吸です。

　腹腔と胸腔を仕切る膜状の筋肉を横隔膜といい、呼吸運動の最も重要な筋肉です。上方に向かってゆるやかなドーム型をしており、吸気の時、横隔膜が収縮しドームが下腹

の方向に引き下げられます。呼気の時は、横隔膜が弛緩し、ドームが元に戻ります。深呼吸の時、横隔膜は、5〜7センチも上下動をします。肋間筋を使っての呼吸を胸式呼吸、横隔膜を使っての呼吸を腹式呼吸といい、腹筋が大きく関わっています。

ストレスで肩に力が入っていると胸郭は広がりません。また、腹筋や背筋が弱ってくると、背中が丸くなり、呼吸は浅くなります。よい姿勢が呼吸を助けるのです。

### 図4-11　呼吸筋、肋間筋、腹筋

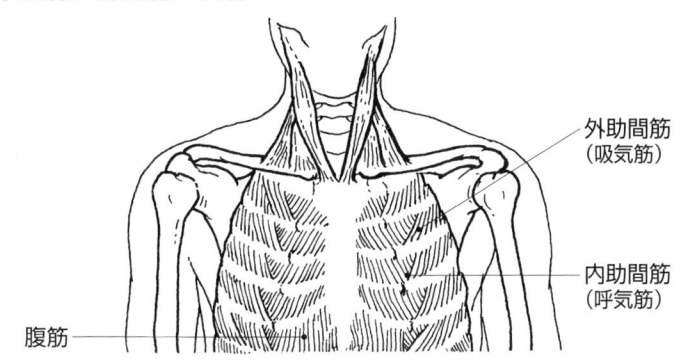

外肋間筋（吸気筋）
内肋間筋（呼気筋）
腹筋

### 図4-12　横隔膜

横隔膜は、胸と腹の間にある膜状の筋肉で、主として腹式呼吸で使われます。

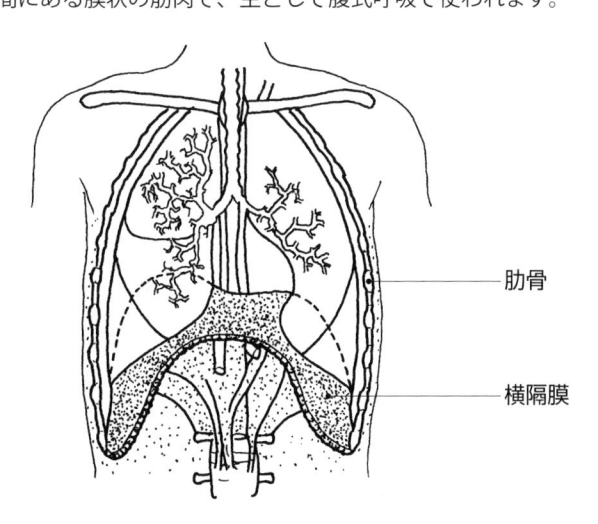

肋骨
横隔膜

第4章　からだはどのように動きますか？──からだと上手に付き合うために──

図4-13　呼吸筋のエクササイズ─胸と背中をしなやかに

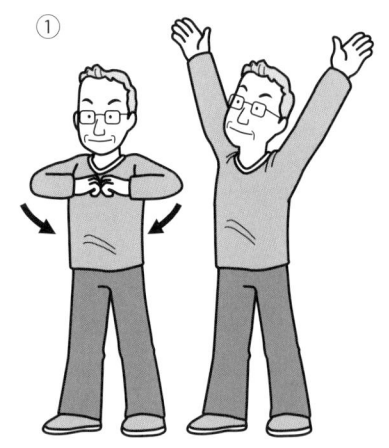

①肘を軽く4回、上下に動かしてから（呼吸に合わせて、1．2、 3．4、 5．6、 7．8）
深呼吸2回（1．2．3．4、 5．6．7．8）

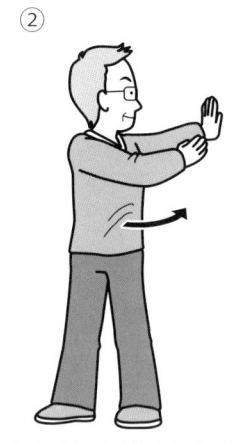

②からだを左右交互に捻ります。（1．2．3．4、 5．6．7．8）

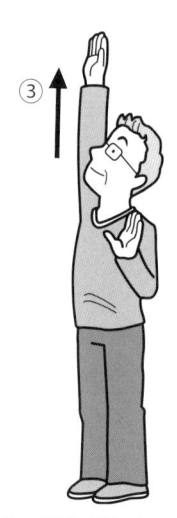

③両手を交互に4回伸ばします。肋間筋を意識しながら（1．2、 3．4、 5．6、 7．8）×2回

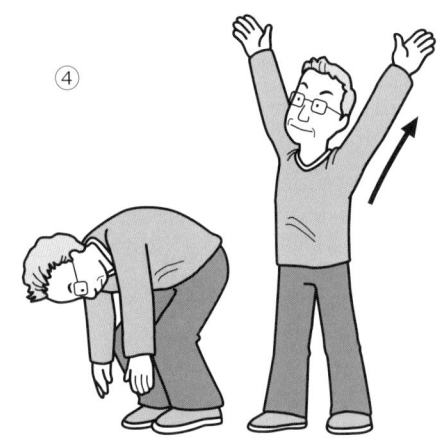

④ひざを曲げ背中を丸めて息を吐き、伸び上がって息を吸う（1．2．3．4、 5．6．7．8）×2回

# ⑥ からだの中心を支える腹筋

### 4つの腹筋が上体の動きを引きだす

　中高年以降、太っているわけでもないのに気になるのが、お腹まわりのたるみです。内臓が下垂し、スタイルもよくありません。胸部は胸郭が内臓を支え、下背部は骨盤が支えていますが、下腹部は、筋肉で支えるしか方法がありません。この部分を支えているのが腹筋です。腹筋といっていますが、実は、次の4つの筋肉からなっています。

　①腹直筋（胸のところから下腹のかけての縦長の筋肉）
　②外腹斜筋（腰を回転する時に使われる斜めの筋肉）
　③内腹斜筋（外腹斜筋の内側にあり、胸を回転する時に使われる斜めの筋肉）
　④腹横筋（腹斜筋の下にあり、激しく息を吐く時などに使われる）

　腹筋といえば多くの人は上体起こしの運動を思い浮かべます。この運動で使われるのが腹直筋です。腹直筋が弱いと内臓が下垂し、お腹が前にせり出してきます。斜めに走っている筋肉、腹斜筋は、からだを捻る時に使われます。内腹斜筋と外腹斜筋は協力して働きます。野球、テニス、ゴルフなど、多くのスポーツは上体の捻る動きで大きな力を出します。年をとるとだんだんスポーツから遠ざかり、日常生活で後ろを振り向くことさえなくなります。後ろから声をかけられた時、さっと振り向けるうちは良いのですが、足を動かして向きを変えるようでは、筋肉が相当硬くもろくなっている証拠です。

### からだの中心を支える腹筋の働き

　腹筋の主な働きは、内臓が下垂しないようにしっかり支え、背骨や骨盤を正しい位置に保つことです。その結果、姿勢が良くなります。からだの中心であるセンターをコントロールしているのも、腹筋の大切な役割です。（図5-1参照）

　仰向けに寝た姿勢から、手を使わないで起き上がることができますか？　1回も起き上がることができなかったら、腹筋の衰えを自覚してください。ある有料老人ホームに入居している75歳～83歳の女性22名に、「上体起こし」（図9-2参照）を実施したところ、全員が1回も起き上がることができませんでした。しかし、週3回の運動プログ

**第4章　からだはどのように動きますか？──からだと上手に付き合うために──**

ラムに参加した結果、半年後には多くの人に改善が見られました。一般に女性は、妊娠や出産によって腹筋力が低下します。腹筋力の低下は、歩行能力にも影響します。腹筋は、からだの中心を支えている大事な筋肉であることを再確認してください。

図4-14　腹筋
肋骨
内腹斜筋
腹直筋
腹横筋
外腹斜筋

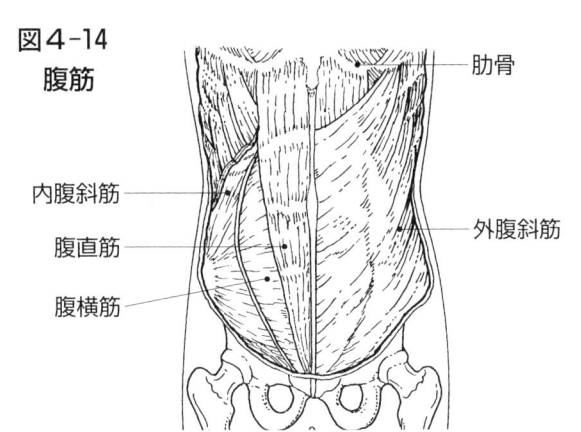

図4-15　腹筋が弱っている人のエクササイズ

1、椅子に座って

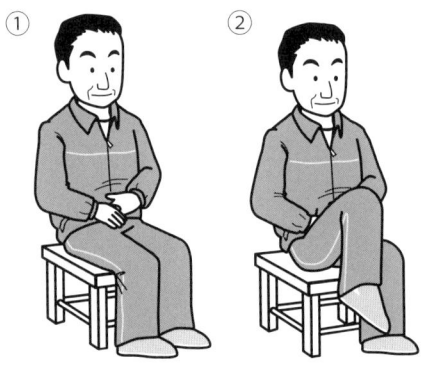

①
②

①椅子に座って下腹部に両手をおき、ゆっくり腹式呼吸をしましょう。（息を吸いながらお腹をふくらませ、吐きながらお腹をひっこめます。）
②右膝をあげながら、お腹を引き締めながら、ゆっくり息を吐きます。
③下ろして息を吸います。（交互に数回）

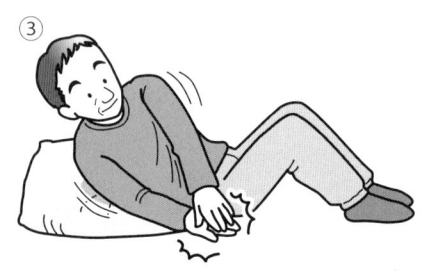

③

③起き上がりながら、からだを右に捻って拍手し、仰向けに戻ります。（交互に3回）

2、仰向けになって
　（腰痛がある時や頚椎に問題がある場合は、やってはいけません。）

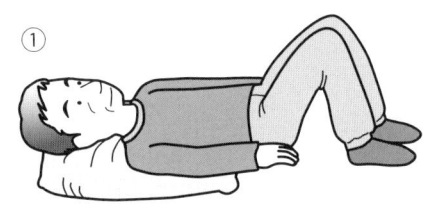

①

①背中の下に座布団をいれて、仰向けになり、両膝をまげます。

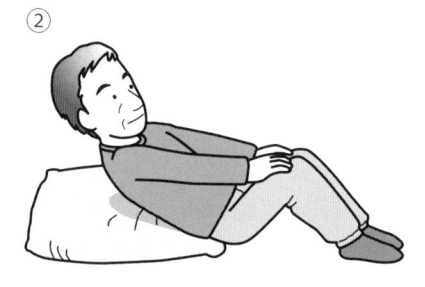

②

②両手を太ももから膝の方に移動させるようにして、頭を起こし、背中を丸くするつもりで、おへそ（センター）を覗くようにします。頭を起こす時に息を吐くようにしましょう。息を吸いながら、丸くした背中を伸ばし、仰向けに戻ります。（3～5回）
（息を止めると腹腔や胸腔の内圧が上昇し、血圧も上がりますので、要注意です。）

# ❼ 骨盤と股関節、腸腰筋、大殿筋
## ―上体を支え、元気に歩く―

**骨盤と股関節の動き**

　骨盤は仙骨と左右の寛骨（かんこつ）で構成されていて、内臓の受け皿の役割を果たしています。寛骨には、寛骨臼と呼ばれるソケット状の部分があり、大腿骨の骨頭が入り込んでいて、股関節を作っています。股関節は、肩関節と同じ球関節ですが、しっかりと強い関節包で覆われています。骨盤は、分厚い筋肉で覆われているため、とても安定していますが、仙骨や股関節が筋肉で引っ張られることによって、前傾（腰が反っている）・後傾（腰が引けている）、左右への傾斜、そして回旋が可能になります。歩く時には、股関節の屈曲と伸展、それに骨盤が回旋運動をします。

**元気に歩くために―腸腰筋と大殿筋**

　股関節の屈伸に関わる代表的な筋肉が腸腰筋です。腸腰筋は、腸骨筋・大腰筋・小腰筋からなっていて、骨盤の内側にあるので手で触ることはできません。大腰筋は、腰椎から大腿骨の骨頭にいたる筋肉で、大腿骨を引き上げる働きをしますので、大腰筋が弱ってくると脚が上がらなくなり、すり足になってしまいます。大腿直筋（ももの前面の筋肉）は膝を伸ばす筋肉ですが、股関節を曲げる働きもします。ももを上げて足踏みをすると、大腿直筋と大腰筋のエクササイズになります。また、腸腰筋は仰向けに寝て脚を上げる時に力強く働きますが、腰にも負担がかかりますので、注意が必要です。

　股関節が伸展すると、脚は後ろにも20～30°程度上げることができます。その時、大きな力を発揮するのが、主として大殿筋（お尻の筋肉）です。この筋肉の下にある中殿筋や小殿筋は、歩く時に使われますが、大殿筋は、ランニングやスキップ、ホップ、ジャンプなどでよく使われます。高齢になると足腰が弱る原因の一つは、走ったり、跳んだりしなくなることです。無理なくできる範囲で、軽くジョギングしたり、スキップ、ホップ、ジャンプなどで構成されているフォークダンスなどを定期的に行うことは、筋力を維持し動きを改善することにつながります。

**第4章　からだはどのように動きますか？──からだと上手に付き合うために──**

図4-16　骨盤と股関節

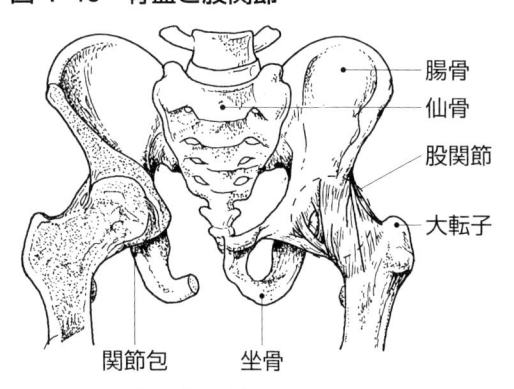

腸骨
仙骨
股関節
大転子
関節包
坐骨

図4-17　腸腰筋

（衰えると
脚が上らなくなる）

大腰筋
小腰筋
腸骨筋
大腿骨

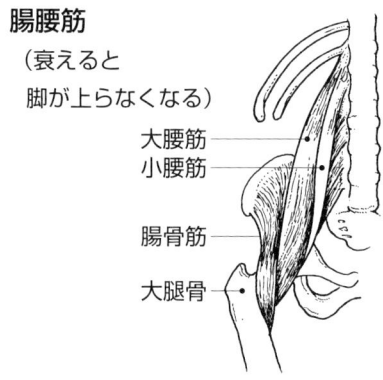

図4-18　脚筋力維持のエクササイズ（大腿直筋、大腰筋、大殿筋など）

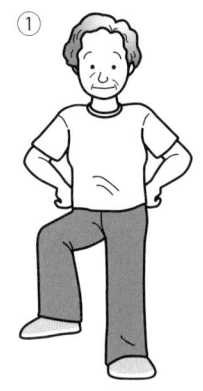

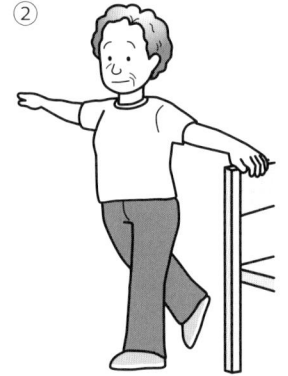

① 膝を曲げて前に上げ（1．2．3）、下ろします。(4)　4〜8回

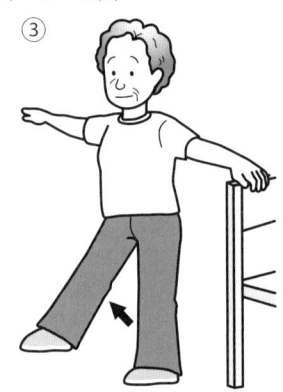

② 膝を伸ばして後ろに上げ（1．2．3）、下ろします。(4)　4〜8回

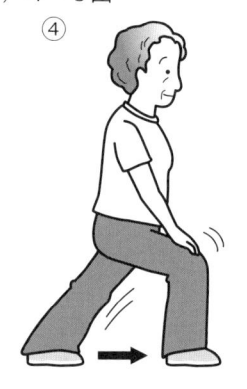

③ 膝を伸ばして横に上げ（1．2．3）下ろします。（3．4）　4回〜8回

④ 膝を上げ、前に大きく踏み出します。（1．2．3．4．5．6）もとに戻します。（7．8）4〜8回

・急がず、ゆっくり行いましょう。
・なれないうちは、椅子やテーブルに手をついて行いましょう。

# ⑧ 老化は脚(あし)から

### 蝶番(ちょうつがい)（膝関節）を開くのは、太ももの筋肉

　膝の関節は、肘関節と同じ蝶番関節ですが、脛骨（すねの骨）の関節面に大腿骨が載っているという不安定な形で形成されています。膝関節を前・後・内・外から支えて安定させているのが丈夫な繊維の束で靭帯といいます。また、関節にはクッション役の半月版という軟骨があって、走ったり、ジャンプしたりする衝撃から関節を保護しています。

　太ももの前面の筋肉を大腿四頭筋といい、大腿直筋・外側広筋・中間広筋・内側広筋の４つの筋肉が一緒になって、膝を伸ばす働きを担っています。また、大腿直筋は股関節を曲げる働きがあります。大腿四頭筋の腱は、膝蓋靭帯を通して脛骨に付いていますので、大腿四頭筋が収縮すると脛骨が前方に引っ張られ、膝が伸びます。座ってばかりいる生活が続くと、大腿四頭筋は衰えてきて、膝がしっかり伸びなくなります。「老化は脚から」といわれますが、蝶番をさびつかせていないでしょうか？

### 大腿四頭筋 対 ハムストリングをバランスよく使う

　大腿四頭筋の拮抗筋が、太ももの後ろ側の３つの筋肉（大腿二頭筋、半腱様筋、半膜様筋）でハムストリングと呼ばれています。それぞれの腱は、坐骨から始まり、脛骨の内側と外側に付着しているので、ハムストリングが収縮すると、脛骨は後方に引っ張られ、膝が曲がります。ハムストリングには膝関節を屈曲する働きと股関節を伸ばす働きがあります。１日中、座っているような生活では、ハムストリングは長時間の収縮を余儀無くされ、弾力性を失ってきます。前屈して、指先が床に付かない場合は、ハムストリングの柔軟性がかなり低下しているといえます。サッカーやバスケットボールなど急にダッシュを必要とするスポーツでは、ハムストリングの肉離れを起こすことがあります。原因として、大腿四頭筋とハムストリングの筋力の差が大きいことが上げられます。日常生活でも、太ももの前と後ろの大きな筋肉をバランスよく使いましょう。

　膝関節は靭帯、腱、軟骨などで支えられていても、加齢とともに障害が増えてきます。特に高齢女性に多いのが変形性膝関節炎で、膝関節の軟骨が徐々に減り、歩行時や階段

### 第4章 からだはどのように動きますか？――からだと上手に付き合うために――

の昇降時に痛みがあり、次第に関節が変形していきます。大腿四頭筋など支える筋肉が弱ってくると、膝の側方への不安定性が増し、内反膝（両側におきるとO脚）が進行します。体重が多いと、膝に負担がかかり、これらの症状を悪化させますので、体重が増えないようにウエイトコントロールとともに筋力をつけることが必要です。

図4-19 **下肢の筋肉と骨**（膝を伸ばし、足先を引き上げた時）

- 腓骨筋（弛緩している）
- 前脛骨筋（収縮している）
- 腓骨
- 脛骨
- アキレス腱
- 大殿筋
- 大腿四頭筋（収縮している）
- 大腿二頭筋（弛緩している）
- 大腿筋

※前脛骨筋は足先をあげる筋肉です。弱ってくると足先があがらずつまずきやすくなります。

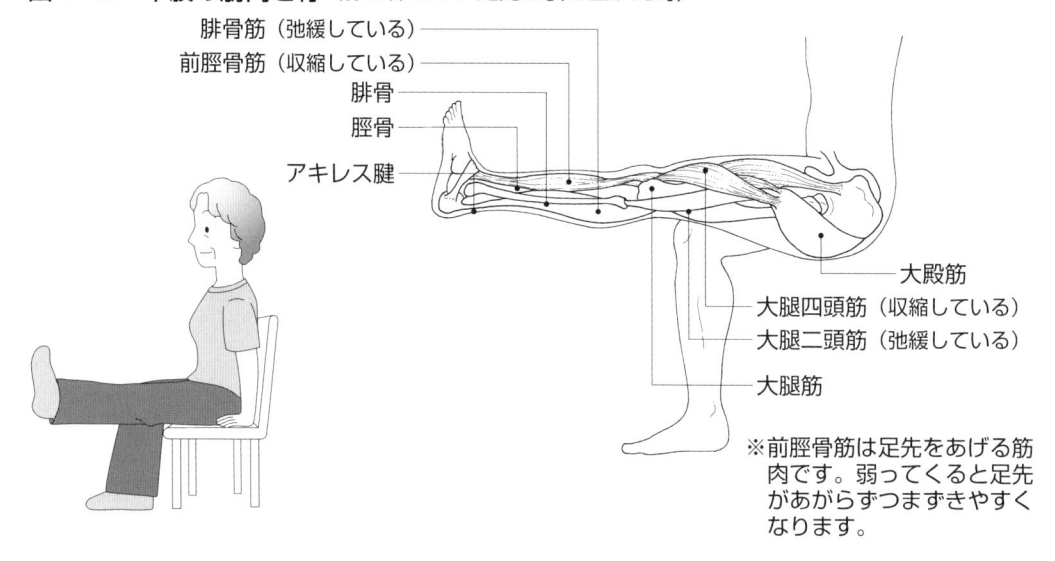

図4-20 **下肢のアラインメント**

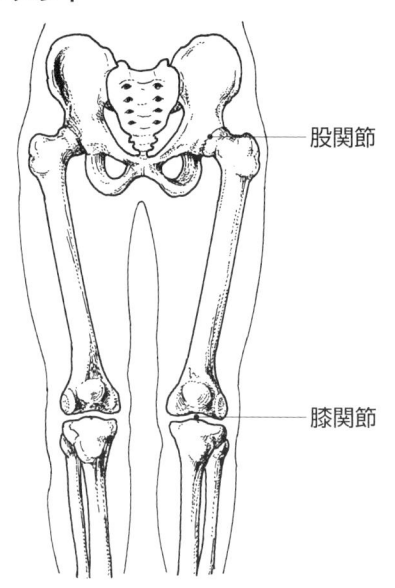

- 股関節
- 膝関節

### 図4-21 テレビを見ながら、大腿四頭筋と前脛骨筋の筋力をアップするエクササイズ
（足腰が弱るのを防ぎましょう）

日常生活のちょっとした合間に筋力アップのエクササイズを行います。運動の効果をあげるには、頻度と継続、つまり、どれだけ、頻繁に行うか、どれだけ続けるかにかかっています。

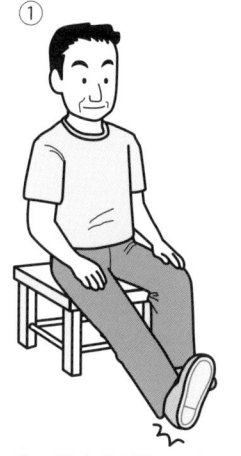

① 膝を伸ばして床にかかとをつけます。（ヒール・タッチ）

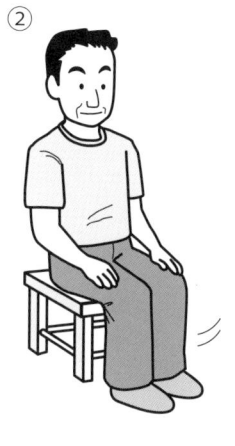

② もとに戻します。

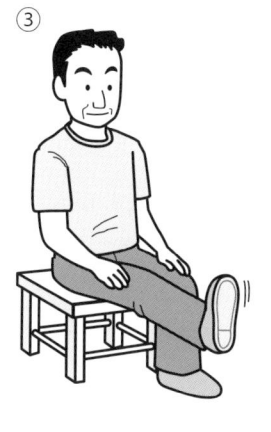

③ 膝を伸ばしながら上げ、かかとを押出すようにして足先を上に向ます。

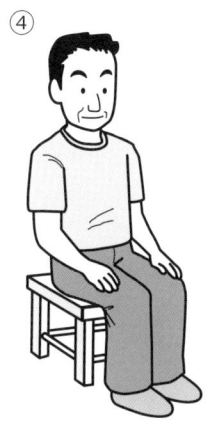

④ ゆっくり下ろします。

左右交互に、休みながら何度でも

# ⑨ 下腿の筋肉と足関節

### すり足にならないために

脛（すね）には、脛骨（けいこつ）と腓骨（ひこつ）という2本の骨があります。脛骨に触れて、足先を上げると脛骨に添って細長い筋肉が動きます。これが前脛骨筋で、この筋肉が収縮すると足の甲が引き上げられ（背屈）、足先が上がります。いつの間にか「すり足」になっていると感じた時には、前脛骨筋はかなり衰えているかも知れません。当然、つまずきやすくなります。

前脛骨筋の拮抗筋が「ふくらはぎ」（腓腹筋、ヒラメ筋）です。「ふくらはぎ」の腱がアキレス腱で、しっかりかかとの骨に付いています。背伸びをする時、「ふくらはぎ」の筋肉が収縮し、アキレス腱がかかとの骨を上に引っ張りますので、爪先立ちをすることができます。元気にさっさと歩いている人を見ると、膝が伸び、足先が上がって、か

第4章 からだはどのように動きますか？──からだと上手に付き合うために──

かとから着地すると同時に反対の足のかかとが上がり、体重が前の足に移動します。いつも、スリッパやサンダル履きでは、筋力が低下し、かかともつま先も上がらなくなってしまいます。前脛骨筋と「ふくらはぎ」共に健在でしょうか？

**体重を上手く支える足と足関節**

　足首の関節は、蝶番関節で、脛骨、腓骨、距骨で形成されています。距骨の後ろにかかとの骨（踵骨）があります。足には、26個の骨があり、すべて靭帯で連結され、アーチ（土踏まず）をつくっています。体重は骨盤から大腿骨、脛骨に伝わり、距骨に達して、拇指、第5指（小指）、踵骨の3方向に分散し、足にかかる衝撃をうまく緩和しています。3方向への分散の割合は、踵骨が1/2、第5指側に1/3、拇指側に1/6 といわれています。

　足関節と足に多い障害が捻挫です。スポーツでも多いのが足関節の捻挫ですが、加齢に伴って、ちょっとした段差で足が過剰に内反（小指側から足が反った状態になり、体重がかかる）すると、捻挫する場合が少なくありません。捻挫では、1本あるいは、それ以上の靭帯が引き伸ばされたり、断裂したりします。下肢の筋力や柔軟性が低下すると、捻挫しやすくなります。体重をしっかり支えて歩いたり、軽くジョギングしたり、スキップするなど、下肢の筋力を低下させないようにしましょう。また、ストレッチやタオルを使った足のエクササイズで足をしなやかにしましょう。

図4-22　下腿の筋肉と骨

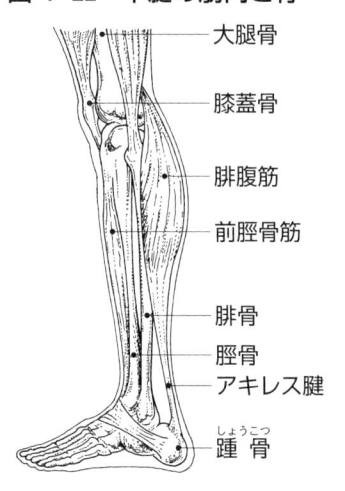

- 大腿骨
- 膝蓋骨
- 腓腹筋
- 前脛骨筋
- 腓骨
- 脛骨
- アキレス腱
- 踵骨（しょうこつ）

図4-23　足のエクササイズ
（足の指でタオルを引き寄せ、つまみ上げて落とす）

# 第5章

# 楽しく歩いて、今日も元気

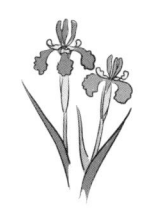

1. 「センター」を意識して立つ
2. 歩くための基礎知識
3. 高齢者の歩き方の特徴
4. 健康ウォーキングのすすめ──よい姿勢で元気に歩く
5. ウォーキングで健康づくり──期待できる効果
6. 効果をあげるために──継続のコツ
7. 快適に歩くために──靴、服装、時計、歩数計、水筒など

第5章　楽しく歩いて、今日も元気

# ①「センター」を意識して立つ

**支持面とセンターを意識する**

　物体を垂直に立てる時、底面積が大きいと安定します。ヒトが立つ時も同じで、両足でつくる面積を支持面、または、基底面といい、両足を揃えて立つより、開いて立った方が安定します。とはいっても、足のサイズ24cmの支持面に、身長160cm、体重58kgのからだを立てるのは、容易なことではありません。倒れないように全身を支えている筋肉をコントロールしているのが、脳・神経系の働きです。

　両足を揃えて立ち、眼を閉じると、からだがかすかに揺れているのを感じます。体重は、右足、左足のどちらにかかっていますか？　また、かかとと足先のどちらに体重はかかりやすいですか？　筋力が低下し、姿勢が悪くなると、体重はかかと寄りにかかりやすくなります。左右の足に体重をゆっくり移動させ、両足に同じように体重をかけ、次に、膝を少し緩めて、体重をかかとと足先に移動させ、土踏まずあたりに体重がかかるようにしてみましょう。

　地球上のすべての物体には質量があり、その中心になるところに重心（center of gravity）があります。ヒトが立っている時、重心は床面から52〜57％程度のところにあると言われています。「重心＝センターを意識する」ためには親指を後ろ、4本の指を前にして、ウエストに両手をおき、お臍を背骨に近づけるイメージでお腹を軽く引き締めます。お臍と背骨の中間あたりが重心の位置で、「センターを意識する」ことによって背すじが伸び、よい姿勢を保持することができます。

**立つことは抗重力筋を使い、脳・神経系を刺激する**

　ヒトが立った時、頭頂から下りてきた線は、重心を通ってちょうど土踏まずの真中あたりに伸びていくと想像してみましょう。この線を重心線といいます。骨盤の傾斜角は、姿勢を決める要になりますが、正常な姿勢では約30度前傾をしています。立位姿勢では、抗重力作用が働き、全身の骨格筋が大なり小なり緊張性を維持しなければなりませんが、脊柱起立筋、腹直筋、腸腰筋、大腿四頭筋、ふくらはぎ（腓腹筋、ヒラメ筋）などは、

## 1 「センター」を意識して立つ

姿勢の維持に重要な働きをしています。

　子どもは、立ち上がり、歩くことができるようになって、脳・神経系や感覚器の機能が向上し、バランス能力は急速に発達します。また、上肢の動きは自由になり、様々な方向に動かすことができ、胸郭が広がり、呼吸が楽になるため、運動を持続する能力も高まり、筋力もついてきます。しかし、高齢になり、筋力や脳・神経系の機能が低下してくると、立位では重心の位置が高く、支持面が狭いため、姿勢が不安定になり、転びやすくなります。「センターを意識して立っていますか？」「重心線は、まっすぐ伸びていますか？」よい姿勢を意識して立ち上がり、歩くことによって、抗重力筋が使われ、脳・神経系が刺激され、からだの様々な機能を維持、改善していくことができるのです。

図5-1 「センター」を意識して立つ

重心線

センター(重心)の位置
(床面から身長の52〜57％)

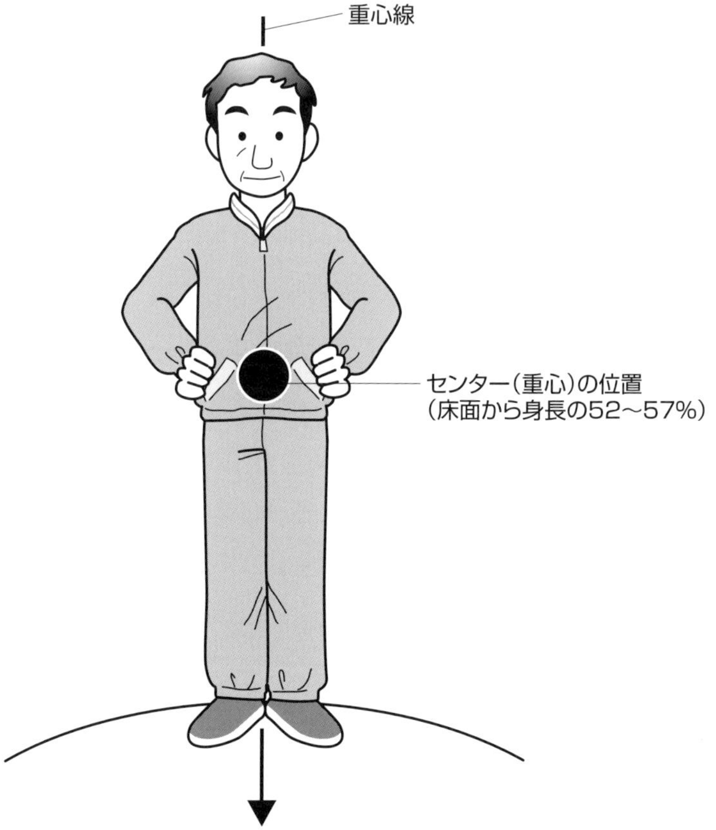

第5章　楽しく歩いて、今日も元気

# ❷ 歩くための基礎知識

**歩くとは、単純に見えて、複雑**

　21世紀はロボットの時代ともいわれ、高齢社会のニーズを反映して、身の回りの世話をしてくれる介護ロボットや、心を癒してくれるペットロボットなどの開発も進んでいるといわれています。2003年には、日本の企業が世界初の走・跳・投のできる二足歩行の人型ロボットの開発に成功していますが、コンピュータ制御でかなり精密な動きができるようになったとはいえ、ヒトの動きを再現することは大変むずかしいようです。

**振り出し脚、支持脚、押し出し脚**

　では、ヒトはどのように歩いているのでしょうか？　ここで少し詳しく「歩く」動作を分析してみましょう。右足から歩くことにします。歩き出すためには、まず右足が前方に振り出され、かかとが着地すると、左足のかかとを上げて体重を前に押し出し、右足に体重をかけます。立っている時は両足で体重を支えますが、「歩く」ためには、片足で体重を支えながら、もう一方の足に体重を効率よく移動させて前進します。前進するためには、かかとをしっかり上げて足先で地面を押すと推進力が働きます。前に振り出す脚を「振り出し脚」、体重を支える足を「支持脚」、地面を押して推進力をつける脚を「押し出し脚」といいます（図5-3参照）。また、歩行周期は、かかとが着地し、再び同じ足のかかとが着地するまでを指し、移動距離を「ストライド」といいます。それに対して、片方のかかとが着地し、もう一方のかかとが着地するまでを1歩（ステップ）といい、その距離を歩幅といいます。1分間に足を動かす回数を歩調（ピッチ）といい、歩行速度は、歩幅×ピッチ＝1分間当たりの距離で表します。さらに足先の向いている方向、立位での両足の間隔（歩隔）、腕の振り方、腰の回転、姿勢などを考えると、歩くことはかなり複雑な動きです。これらの要素が加わって歩き方に個性が出てきます。

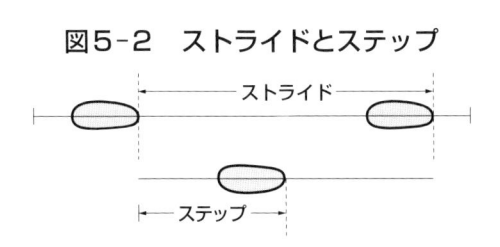

図5-2　ストライドとステップ

# ③ 高齢者の歩き方の特徴

**振り出し脚の膝が伸びない**

　若い人の歩き方と比較してみると、高齢者の歩き方には、いくつかの特徴が見られます。高齢者には、いくぶん背中を円くし、うつむき加減で膝が伸びず、すり足で歩く人が加齢とともに増えてきます。歩行速度も遅くなります。高齢者の歩行に関する研究では、若い人は、膝を伸ばして股関節から脚を振り出すのに対して、高齢者は、股関節を曲げて膝を上げる傾向があり、つまずくのを警戒して足を高く上げようとする意識が働くのでは、という指摘もあります。背骨を支える脊柱起立筋、腹筋などが衰えてくると、よい姿勢を保持することができなくなり、膝を伸ばして、股関節から脚を振り出すことが難しくなります。

**歩行速度の低下**

　歩行速度は、1分間に歩くことのできる距離で歩幅×歩調（ピッチ）で求めることができます。したがって、歩行速度は、歩幅とピッチのどちらが少なくなっても低下します。前期高齢者に聞きますと「歩幅が狭くなったこと」を実感している人が少なくありません。やがてピッチも落ちてきて、「速く歩けなくなった」ことを実感するようになります。速く歩こうとすると気持ちだけがはやり、足は前に出ないため、前かがみの姿勢になりがちで、つまずきやすくなります。歩行テストの時など、転倒しないように注意することが必要です。

**歩幅が小さくなる原因**

　歩幅が小さくなる原因として、
① 大腿骨を引き上げる筋肉（大殿筋）、膝を伸ばす筋肉（大腿四頭筋）、足先を上げる筋肉（前脛骨筋）など脚筋力の低下。
② 姿勢を保持する脊柱起立筋や腹筋などの低下。
　などが考えられます。

## 第5章　楽しく歩いて、今日も元気

**ピッチが低下する原因**

ピッチが低下する原因として、

①速筋繊維の減少による敏捷性の低下。

②推進力をつける大殿筋や下腿三頭筋（ふくらはぎ）の筋力の低下。

③バランス能力やコントロール能力の低下。

などが考えられます。

**高齢者の歩き方の特徴――こんな歩き方をしていませんか。**

> ①歩幅が小さくなる。
> ②膝が伸びず、すり足になる。
> ③姿勢が悪く、丸背になる。
> ④うつむき加減に歩く。
> ⑤歩隔（両足の横の間隔）が広い。
> ⑥横揺れが大きい。
> ⑦かかとが上がらず、推進力がない。
> ⑧まっすぐ歩けない。
> ⑨急ぐとからだが前傾し、腕振りが後方に大きくなる。

こうした歩き方には、体力・筋力の低下だけでなく、疾病、腰痛、膝関節症、薬によるふらつきなどが影響している場合もあります。

# ④ 健康ウォーキングのすすめ
## ―よい姿勢で元気に歩く―

**若々しく健康的な歩き方**

　高齢者にとって、実年齢より若く見られることはうれしいことですが、気になるのは、姿勢や動作に表れる体力年齢です。姿勢が悪く、歩き方にメリハリがないと、実年齢よりふけて見えてしまいます。

　そこで、若々しく、健康的な歩き方のポイントをご紹介しましょう。

①**よい姿勢で立つ**：ウエストに両手をおいて、お腹を軽く引き締めて「センターを意識する」と背すじから首すじまでもすっと伸びます。自然にあごが引けてまっすぐ正面を見ることができます。からだを通っている重心線がまっすぐしなやかに伸びていることをイメージします。

②**肩の力をぬく**：姿勢を意識するあまり、無意識のうちに肩に力が入っていないでしょうか？　肩に力が入っていると呼吸が浅くなり、酸素を十分にとりいれることができません。息を吸いながら肩を引き上げ、吐きながら肩を下ろします。肩から余分な力が抜けると、楽に呼吸をすることができますし、腕振りもスムーズになります。

③**いつもより歩幅を5cm広げる**：いつもよりほんのわずか、5cm歩幅を広げるつもりで、股関節から振り出すように脚を出すと膝が伸びて、踵から着地することができます。

④**体重をすばやく移動する**：かかとが着地すると、もう一方の足のかかとが上がり、足先で地面を押します。それが推進力となって、体重は前の足にすばやく移動できます。

⑤**楽しい気分でさっさと歩く**：気分が爽快な時は、自然に姿勢が良くなり、いきいきとした歩き方になります。逆に憂鬱な時は、表情も暗く、歩幅も小さく、うつむき加減になります。多少、嫌なことがあっても、楽しい時の自分を思い浮かべてさっさと歩いてみましょう。いつのまにか、からだも軽く感じられるはずです。

## 第5章 楽しく歩いて、今日も元気

### 一人ひとりの体力や健康状態にあわせて

　歩く時間（あるいは歩数）、歩く速度、頻度（1週間の回数）などは、一人ひとりの体力や健康状態にあわせて、無理をせず「もう少し歩きたい」と感じるところでやめておきましょう。最初が肝心で、張り切りすぎると、どっと疲れがでたり、脚が痛くなったりします。

　これまで、1回に何分間歩いていたのか、1分間に何歩ぐらい歩いていたのかなどを目安に、少しずつ時間や速度を上げてみましょう。元気な人は、1回に30分程度、1分間に100〜120歩、週3〜5回を目標にするのはどうでしょうか？　1回に5〜10分を1日2〜3回歩くのもよいでしょう。1分間に120歩の速度は、行進曲のテンポです。歩幅を大きくしてゆっくり歩くのもよいと思います。

**図5-3　健康ウォーキング**

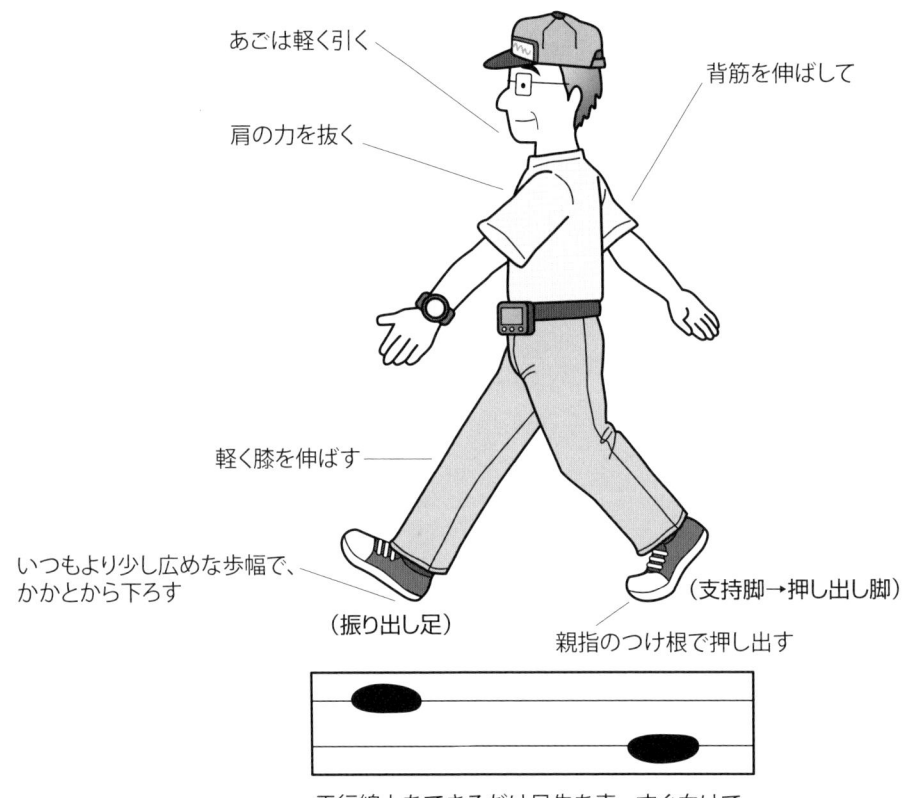

- あごは軽く引く
- 背筋を伸ばして
- 肩の力を抜く
- 軽く膝を伸ばす
- いつもより少し広めな歩幅で、かかとから下ろす
- （振り出し足）
- 親指のつけ根で押し出す
- （支持脚→押し出し脚）

平行線上をできるだけ足先を真っすぐ向けて、外また、内またにならないように歩く。

# ⑤ ウォーキングで健康づくり
## ―期待できる効果―

　高齢者にとって、いつまでも「歩ける」ということは、自立した生活ができるということです。元気にさっさと歩けると、体力的にも自信が持てますし、体力に自信があると物事を前向きに考えて、行動することができます。膝や腰に痛みがあったり、転倒した経験があると、歩くことが不安になります。外出を控え、家に閉じこもることが多くなり、考え方や行動が消極的になってしまいます。「寝たきりをなくせ」というアメリカの取りくみをテレビで見たことがあります。そこでは、大腿骨頚部を骨折して手術をした90代の女性と治療スタッフが今後の目標を話し合い、「3ヵ月後には立ちあがり、これまで同様に歩いて、買い物に行くこと」をめざして、リハビリに取り組む様子が描かれていました。手術後、彼女はベッドで上体を起こすこともできないほど体力が低下し、このまま寝たきりになるのではと、不安と焦りで落ち込んでしまっています。「もう一度、友達とレストランで食事をしたり、好きな映画も見に行くことができる」ことを目標に、スタッフの支えで毎日リハビリに取り組み、ウォーカーに掴まって立ち上がることができ、歩くことができるようになるにつれて、表情がいきいきし、生きる喜びが伝わってくるようでした。

　その後、『新しいリハビリテーション』（大川弥生著、講談社現代新書、2004年）を手にした時、からだが不自由になっても、目標を明確にし、車椅子に頼ることなく、日常生活に添った生き方を創造し、掴まって立ち上がり、装具をつけてでも歩いていくという取り組みがなされていることに感動しました。この本の副題には、〈人間「復権」への挑戦〉と書かれています。歩けることは、生きる自信につながるのだと思います。

**ウォーキングで期待できる効果**

　壮年期の健康づくりでは、ウォーキングは、有酸素運動として、生活習慣病の1次予防への効果が期待されていますが、高齢者、特に後期高齢者にとって、歩くことは日常生活動作（ADL）の基盤なのです。

## 第5章　楽しく歩いて、今日も元気

　よい姿勢を意識して立っているだけでも、脊柱起立筋や大腿四頭筋などたくさんの抗重力筋が働いているのですが、10分も歩けば、下肢の筋群がリズミカルに運動し、心拍数が増え、血液の循環が良くなります。また、呼吸が深くなると同時に、呼吸数が増え、換気量が増します。歩く習慣がつくと、足腰が丈夫になり、からだの動きを調整する働きやバランス能力が改善して、転倒を予防することができます。また、骨に体重がかかることによって、骨量の減少を少なくします。歩くことで、消費カロリーが増え、肥満の予防につながります。さらに、無理せず楽しく続けることでストレスを解消し、健康意識が高まり、意欲的になり、からだも心も元気になることが期待できます。

　箇条書きにすると、次のようになります。
①いきいきと日常生活動作ができる。
②抗重力筋を維持し、足腰が丈夫になる。
③血液の循環がよくなる。
④呼吸数が増え、換気量が増す。
⑤調整力、バランス能力を維持・改善し、転倒を予防する。
⑥骨量を維持し、骨折を予防する。
⑦肥満を予防する。
⑧ストレスを解消、爽快感、達成感があり、健康意識が向上する。

# ❻ 効果をあげるために
## ―継続のコツ―

**生涯現役ウォーカーを目指す心意気で**

「毎日歩かないと、転倒予防の効果はでませんか？」「1日何歩歩けば、骨はじょうぶになりますか？」等々、ウォーキングについて、効果が出るまでの期間や1日の歩数などよく質問されます。逆に「どれ位歩いているのですか？」と聞き返しますと、質問する人に限って、「……。」そんな時は、「生きている限り、歩いていないと歩けなくなってしまいます。」と答えることにしています。

高齢者にとって大切なのは、思い立ったら吉日、「まず始めること」です。次は、「運動量より運動の質」です。悪い姿勢で1時間歩くよりも良い姿勢で30分歩いた方が、安全に継続することが可能です。思い立って始めたからには、時々お休みを入れながらでも、生涯現役ウォーカー（歩行者）を目指しましょう。

**たとえ中断しても、こりずにまた始める**

少しでも長く継続していると、たとえ、入院して中断するようなことがあっても、こりずにまた始めると体力の回復が早く、リハビリの効果も期待できます。64歳から週1回健康体操教室に参加し、週3～4回ウォーキングを続けているSさん、68歳の時、約1年間、母親を介護して見送り、73歳で夫に先立たれ、75歳でガンの手術をし、80歳を過ぎた今も元気にウォーキングを続けています。彼女曰く「歩く時間は短くても、週3回は歩いていましたよ。病院にいる時も。」

**3ヵ月は継続してみる**

スポーツジムを中断した人の継続期間について、10年間にわたって調査したことがあります。やめてしまう人は1ヵ月以内がもっとも多く、ついで3ヵ月以内でした。また、1年以上継続した人は、たとえ個人的な都合で中断しても、3ヵ月以内に復帰する率が高いこともわかりました。まず1ヵ月、ついで3ヵ月継続できれば、かなり有望です。

神奈川県では、「３０３３（サンマルサンサン）運動」をキャンペーンしています。

### 第5章　楽しく歩いて、今日も元気

1日30分、週3回、ウォーキングでもストレッチでも階段の昇り降りでも、身近なところから運動を始め、3ヵ月は続けてみましょう！という呼びかけです。始めるには、きっかけづくりが肝心です。あなたもトライしてみませんか？

　**継続のコツ**（楽しくなければ続きません。楽しくなるように演出しましょう。）

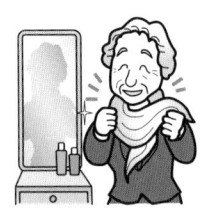

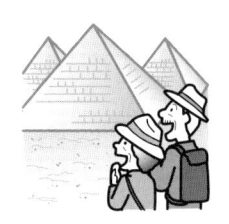

**①明確な動機づけがある**
- 世界遺産をめぐる旅を続ける。
- 糖尿病で医師にすすめられた。
- ゴルフを続けたい。

**②無理のない運動量を設定**
- 週3回、図書館を往復する。（30分×2回）
- スーパーマーケットまで毎日歩く。（2000歩×2回）
- 愛犬（中型柴犬）と朝夕散歩する。（朝夕、20分ずつ）

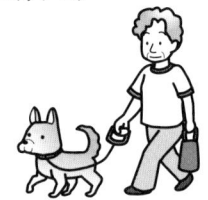

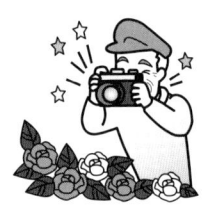

**③快適に歩くために**
- 歩きやすい靴を選ぶ。
- 正しい歩き方を学ぶ。

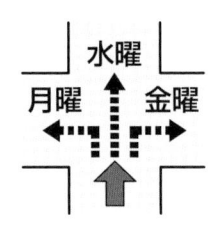

**④マンネリ化しないために**
- 定番のウォーキングコースに変化をつける。
- 曜日によってコースを変える。

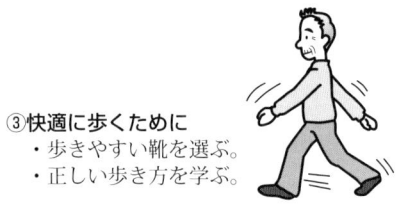

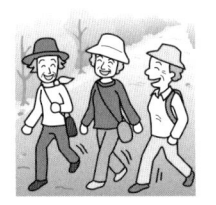

**⑤適度な刺激も必要**
- 仲間と一緒にウォーキングラリーに参加する。
- 1ヵ月に1回、季節の花を見に出かける。

**⑥遊び心をもって楽しむ**
- 歩数計をつけて、東海道五十三次を地図上で歩く。
- カメラを持って出かける。スケッチをする。

**⑦がんばっている自分にご褒美を**
- 目標達成記念にコンサートに行く。
- きれいなスカーフを買う。

# 7 快適に歩くために
## ―靴、服装、時計、歩数計、水筒など―

**ウォーキング・シューズ**

　快適に歩くためには、靴が大切です。自分の足にあった歩きやすい靴を選びましょう。最近では、歩くために開発されたウォーキング・シューズがたくさん店頭にならんでいます。靴は、必ず履いて歩いてみて、足に無理がないか、選び方のポイントやアドヴァイスを参考に自分で確かめて選んでください。

**靴の選び方のポイント**

①サイズに適度な余裕があること。つま先や小指に圧迫感がないこと。足指が広げられるぐらいのゆとりがあること。

②靴底に適度なクッション性があること。アスファルトなどの硬い地面を歩く時、その衝撃を吸収してくれる。硬すぎたり、やわらかすぎたりしない。

③靴の甲の部分に通気性があること。歩くと体温が上がり、汗をかくので足がむれやすくなる。靴下の選び方も大切。

④かかとの部分と足先の部分をもって折り曲げて、足先の方がしなやかに曲げやすいこと。靴底が硬すぎる靴は、歩きにくく、疲れやすい。

⑤甲の部分に伸縮性があり、足になじんでくること。

⑥水をはじきやすいこと。

⑦滑りにくいこと。

⑧ひもなどで調整できること。

**快適なウェア（服装）で歩く**

　日常的なウォーキングでは、ウェアはそれほど気にすることはありませんが、女性の場合は、スカートよりスラックスの方が歩きやすいと思います。また、歩くと体温が高くなり発汗しやすいので、通気性・吸湿性のよい素材のもの、綿100％、あるいは綿とポリエステルの混紡のTシャツやポロシャツなどが適しています。季節にあわせて、長

第5章 楽しく歩いて、今日も元気

### 図5-4 靴の選び方

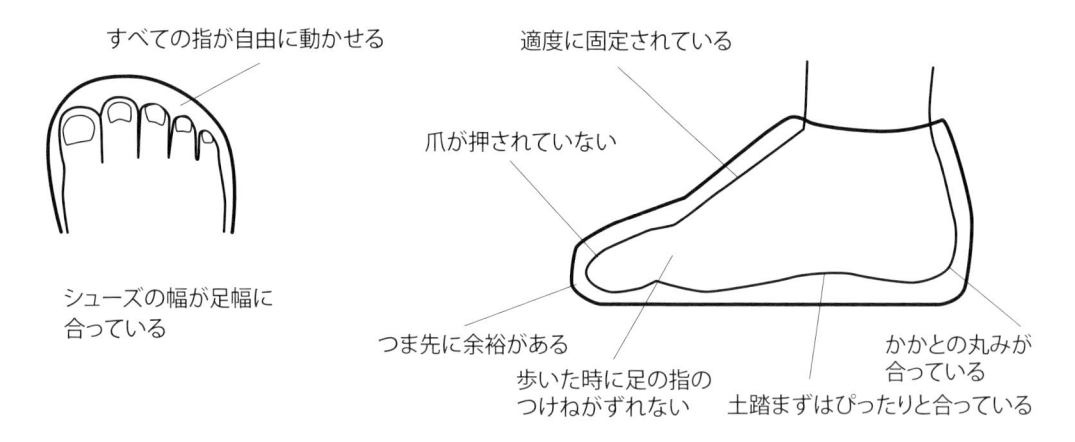

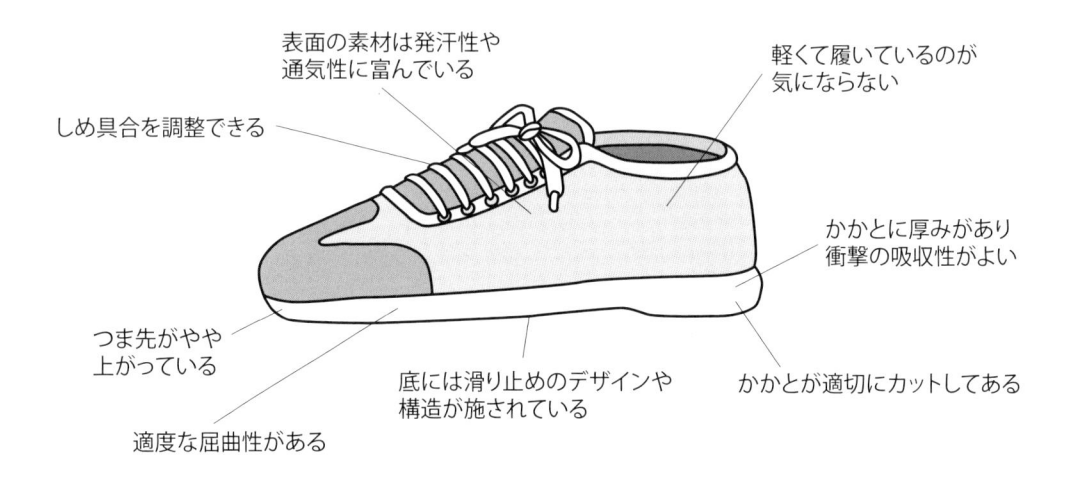

- すべての指が自由に動かせる
- シューズの幅が足幅に合っている
- 適度に固定されている
- 爪が押されていない
- つま先に余裕がある
- 歩いた時に足の指のつけねがずれない
- かかとの丸みが合っている
- 土踏まずはぴったりと合っている

- 表面の素材は発汗性や通気性に富んでいる
- しめ具合を調整できる
- 軽くて履いているのが気にならない
- かかとに厚みがあり衝撃の吸収性がよい
- つま先がやや上がっている
- 底には滑り止めのデザインや構造が施されている
- かかとが適切にカットしてある
- 適度な屈曲性がある

袖シャツにベストやジャンバー、寒い時は、セーターにウインドブレーカーなど、重ね着ルックがお奨めです。

　冬はマフラーを巻いて、ちょっとおしゃれに防寒しましょう。手袋や帽子も必要に応じて用意します。年をとったら、実用だけでなく、小物でちょっとおしゃれを楽しみしょう。これも若さを保つ秘訣です。

**ウォーキングを快適にするための小物など**

①**時計**：時刻を知るだけでなく、1回の歩行時間、目的地までの所要時間、ウォーキン

## 7 快適に歩くために──靴、服装、時計、歩数計、水筒など──

図5-5 ウォーキングを快適にする小物

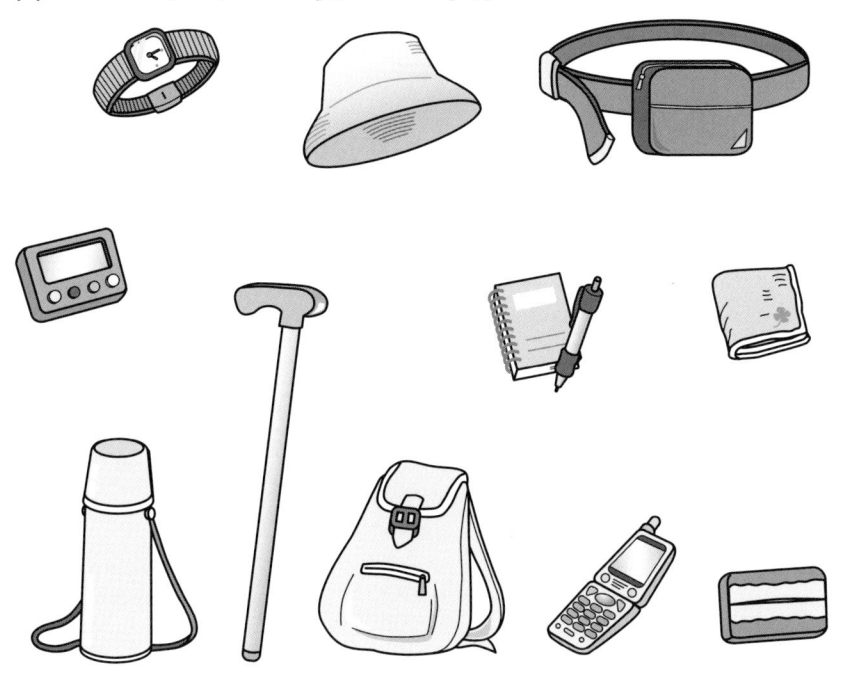

グ前後の脈拍数の測定などに使います。ストップウォッチやラップタイムなど多機能のついたスポーツ用腕時計もありますが、普通の時計で十分だと思います。

②**歩数計**：1回に歩いた歩数、1日の歩数、1分間の歩数など、記録をつけると張り合いがでます。歩数だけでなく、消費カロリーや距離なども表示できるものなど、いろいろな種類があります。腰につけるものが一般的ですが、ベルトにしっかりつけないと正確に作動しないことがあります。しばらく使わなかった場合、電池がなくなっていることがありますので、要注意。数字が大きめのものが見やすいでしょう。

③**携帯電話**：連絡用に、以前は公衆電話を使いましたが、最近では携帯電話が普及したため、公衆電話の数が極端に少なくなっています。あった方が便利です。

④**ウエストポーチ、斜めがけショルダーバックなど**：ハンカチやティッシュ、手帳や筆記用具、めがね、保険証、財布、小銭入れ、携帯電話、応急用のバンドエイドなどを入れて身に付けるのに便利です。

**第 5 章　楽しく歩いて、今日も元気**

⑤**水筒**：長時間歩く時は、水分の補給が大切です。肩にかける場合は、からだになじみやすい型の水筒を選ぶとよいでしょう。小さいペットボトルを携帯用のバッグにいれて持ち歩くこともできます。

⑥**小型のザック**：長時間歩く時は、着替えや雨具、弁当、水筒など、必要なものをまとめて背負うと、両手があいて便利です。

⑦**帽子**：夏は、涼しい時間帯を選んで歩きますが、帽子は日差しを避けるための必需品です。また、寒い季節は、防寒用になります。

⑧**ステッキ（杖）**：必要に応じて使いますが、イギリス紳士風にきどって使ってみてはいかがでしょう。

# 第6章

# ストレッチ体操
―硬くなったからだ、
　　　鈍くなった動きからの脱却法―

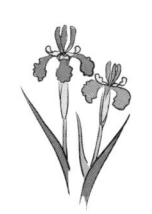

1. ストレッチ体操とその効果
2. ストレッチ体操実施上の留意点
3. 高齢者のためのストレッチ体操

第6章　ストレッチ体操──硬くなったからだ、鈍くなった動きからの脱却法──

# ① ストレッチ体操とその効果

### ストレッチとは、引き伸ばすこと

　1日に何回か、両手をあげて伸びをすることがありますか？　からだをゆっくり伸ばすと、疲れがとれて気分もすっきりします。英和辞典でストレッチ＝stretchとは、人や動物が、身体や手足を大きく伸ばす、広げると書かれています。トレーニング用語としては、1975年、アメリカでボブ・アンダーソン著『ストレッチング』が出版されて以来、ストレッチングは「筋肉や腱、靭帯などの支持組織を引き伸ばすことで、柔軟性の向上を目的とした運動」として定着しています。

　柔軟性を高める運動には、静かにゆっくり引き伸ばす方法（スタティック・ストレッチ）と、引き伸ばす際に弾みをつける方法（バリスティック・ストレッチ）があります。最近では、ストレッチといえば、一般的にスタティック・ストレッチを指しています。スタティック・ストレッチは、筋感覚を高めますし、無理なく誰にでもできる方法です。

### ストレッチ体操の効果

　ストレッチをすると、次のような効果が得られます。

①筋肉の弾力性を回復し、関節の可動域が広がり、動きが大きくなります。

②筋肉が硬くなると、血管が圧迫され、血液の循環が悪くなります。ストレッチすると、筋肉の緊張がとれ、血液の循環が改善されます。肩こり、腰痛の予防にも効果的です。

③準備運動にストレッチを加えると、筋肉がしなやかになり、動きやすくなります。

④本来、腱や靭帯、筋肉は、簡単に傷つくことはありません。しかし、特定の部位に体重がかかり、強く引っ張られると、捻挫や断裂を起こすことがあります。ケガを予防にもストレッチは効果的です。

⑤ストレッチは、ゆっくり、心地よい強さで行なうため、リラックスできます。

⑥引き伸ばしている部位や強さを意識しながらストレッチを行なうため、からだへの気づきが良くなります。

# 2 ストレッチ体操
## ―実施上の留意点―

**ストレッチ体操の効果をあげるために**

　ストレッチ体操は、無理をすると効果が上がらないどころかケガをすることもあります。捻挫や骨折などケガをしたことのある人は、その部位の柔軟性が低下しています。また、腰痛のある人も要注意です。自分のからだに語りかけながら心地よい範囲で行いましょう。

　ストレッチ体操の効果をあげるために、次のことに留意します。

①ゆったりとした気分で軽くからだを動かし、心身をリラックスさせましょう。

②どの筋肉をどの程度ストレッチするのかを意識しながら行ないましょう。

③はずみをつけずに静かにゆっくり引き伸ばします。心地よく感じられるところで10秒
　～20秒そのまま保持します。

④最初は軽いストレッチから始めます。高齢者は、筋組織の弾力性が低下しているので、
　5秒程度から始めてもよいでしょう。時間と強さは、徐々に増やしましょう。

⑤呼吸は止めないようにします。息を止めて無理に引っ張ると、伸張反射が起こります。
　伸張反射とは、ケガからの防護機能で、過度にストレッチすると、反射的にその筋肉
　を収縮させ、筋肉を守ります。

⑥痛みを感じるストレッチはやり過ぎです。

⑦特に使う部位や柔軟性が欠けている部位を念入りにストレッチします。

⑧寒い時期は、ウォーミングアップをして、からだを暖めて行ないます。疲労回復には、
　入浴後、からだが温まっている時が効果的です。

⑨背中が円くなっていたり、膝が伸びないなど、からだの状況に合わせて、無理なくス
　トレッチができるようクッションやバスタオルなどを効果的に利用しましょう。

⑩いつでも、どこでも、気軽にストレッチするようにしましょう。

第6章 ストレッチ体操──硬くなったからだ、鈍くなった動きからの脱却法──

# ③ 高齢者のためのストレッチ体操

(1) 目覚めのストレッチ体操

　朝のストレッチ体操は、仰向けのままで行ないます。軽いストレッチで、こわばっているところ、疲れが残っているところ、痛みや違和感のあるところはないか、チェックしましょう。つぎの体操に移る前に、10秒ほどのリラックスタイムをとりましょう。楽にできるようにバスタオルやクッション、座布団などを頭や腰の下に入れても結構です。

図6-1　目覚めのストレッチ体操

①呼吸を整える（横隔膜のストレッチ）

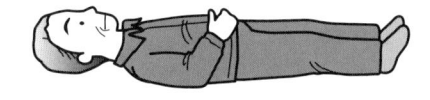

下腹部の両手をおいて、ゆっくり腹式呼吸をします。まず、息を吐きます（5秒間）。
お腹が膨らむように鼻で息を吸います（5秒間）。
3回繰り返し、そのあと、ゆっくり穏やかな呼吸をします。

②手のストレッチ

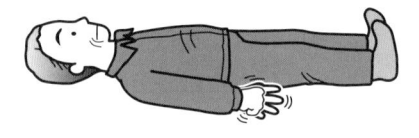

両手を床に置いて、軽く手を握り、ゆっくり大きく開きます（2～3回）。

③腕のストレッチ

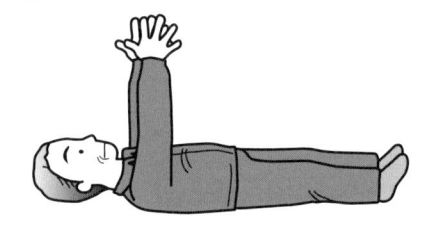

片手を天井の方にゆっくり伸ばします。肩甲骨が床から引きあげられるのを感じとりましょう（交互に10秒）。両手の指を組んで天井の方に伸ばします。できれば両手を天井に向けて伸ばします。もう1度。（各10秒）

3　高齢者のためのストレッチ体操

④脚のストレッチ

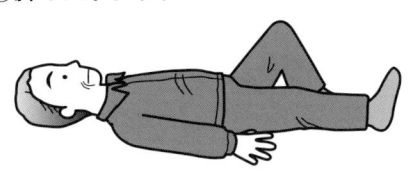

片方の膝を曲げ、足の裏で床を滑るようにしながら、最後にかかとで押し出すようにストンと力を抜いて、脚を伸ばします。(片足ずつ交互に2回)

⑤腰のストレッチ

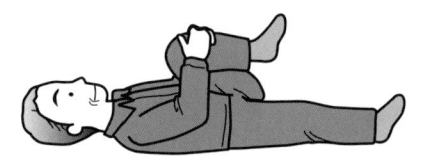

片方の膝を曲げ、両手で膝を抱えます。腿の後ろ側と腰が引き伸ばされているのを感じましょう。あごをあげないように。(10秒、交互に2回)

⑥捻りのストレッチ

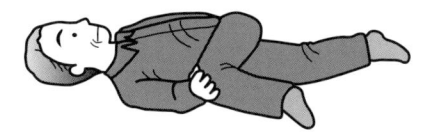

左膝を曲げ、両手で膝を抱えてから、右手で膝を床に近づけます。無理のない範囲で。(10秒、交互に2回)

⑦全身のストレッチ

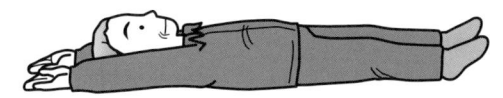

両手を頭上に伸ばし、同時に足先を天井に向けて全身のストレッチ。(10秒2回)

＊お休み前のストレッチ体操は、③－④－⑤－⑦－①の順で行ないます。

第6章　ストレッチ体操——硬くなったからだ、鈍くなった動きからの脱却法——

⑵　椅子でのストレッチ体操

　新聞を読んだり、テレビをみたり、お茶を飲んだり、そんな合間に椅子でのストレッチ体操をしましょう。

　椅子でのストレッチ体操には、下肢に負担がかからない、安定した姿勢を保てる、椅子の背を利用できる、気軽に取り組めるなどの利点があります。両足が床に着く高さの、背もたれのある、安定した椅子を使いましょう。少し浅く腰掛けます。

## 図6-2　椅子でのストレッチ体操

①深呼吸（上体のストレッチ）

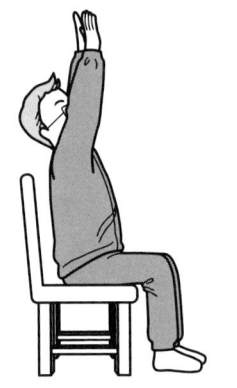

よい姿勢で両手を上げ、深呼吸をします。手の先を見るようにしましょう。（2回）

②背中のストレッチ

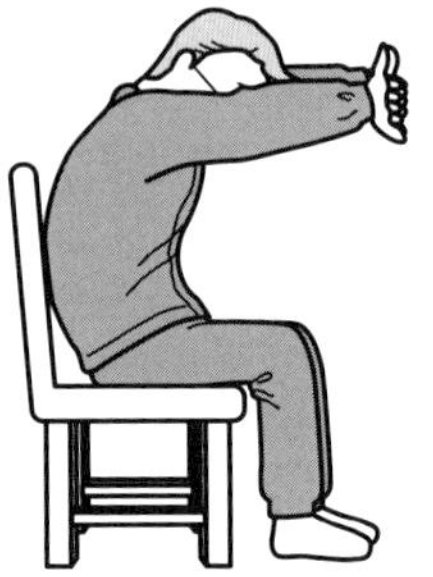

指を組んで前に伸ばし、背中を円くしてお腹を覗くようにして背中をストレッチ。（10秒2回）

③肩のストレッチ（肩甲骨の周辺）

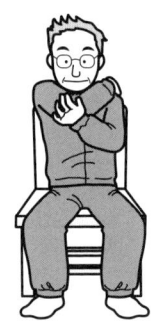

正面を向いたまま、右手で左肘を引くようにして左肩から肩甲骨の周辺が引き伸ばされているのを感じましょう。（10秒、左右交互に2回）

## 3　高齢者のためのストレッチ体操

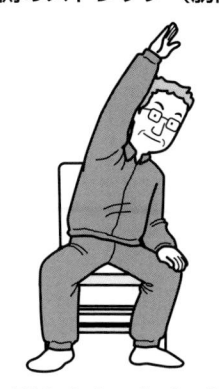

### ④体側のストレッチ（肋間筋）

両足を肩幅に開きます。左手は膝におき、右手を上に伸ばし、上体を左に傾けます。
右体側のストレッチです。同時に右側の肋骨の間が引き伸ばされているのを感じましょう。（10秒、交互に2回）

### ⑤上体の捻りのストレッチ

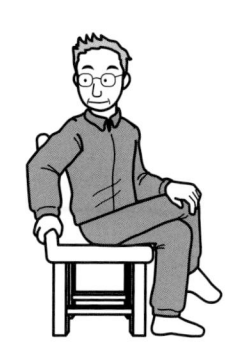

左脚に右脚を載せます。左手で右膝を押さえ、上体を右に捻ります。（10秒、交互に2回）

### ⑥下背部のストレッチ

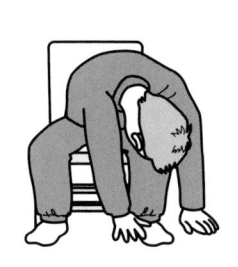

両足を肩幅に開きます。両手を左膝におき、左脚を擦りながら上体を左ななめ下に前屈します。息を吐きながら（10秒、右にも）両手をそれぞれの膝におき、脚を擦りながら前屈します。息を吐きます（10秒）。

### ⑦下肢のストレッチ

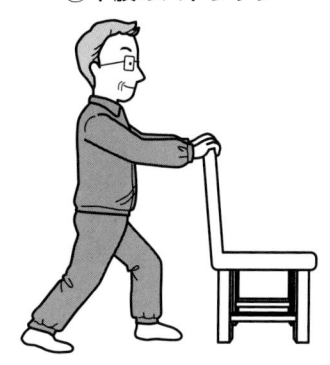

椅子の背に両手を置き、片足を大きく後ろに引き、前にでている脚の膝を曲げます。両足とも足先を前に向け、踵が上がらないようにします。脚の後ろ側のストレッチです。（10〜15秒、交互に2回）

- 呼吸をとめない。
- ストレッチしている部位を意識する。
- 静かにゆっくり引き伸ばす。
- 気持ちよい範囲で無理をしない。

## 第6章 ストレッチ体操──硬くなったからだ、鈍くなった動きからの脱却法──

### (3) タオルを使ったストレッチ体操

　高齢者にお薦めなのが、タオルを使ったストレッチ体操です。年をとると、自然に関節の可動域が小さくなり、無理をすると痛める場合があります。タオルは、ちょうどクッションの役割をしてくれます。感触がソフトで、軽く、どこにでもありますので、気軽に使ってみましょう。

　ある行動を習慣化するには、すでに習慣になっている行動と組み合わせると効果的です。朝、顔を洗う時、タオルを使いますね。「顔を洗う⇒タオルを使う⇒タオルを使ってストレッチ体操をする」という行動パターンができると、継続することができます。さわやかな音楽を聴きながら、ストレッチ体操はいかがでしょう。

　汗ふき用のタオルを使って、スポーツの前後に行なうのもよいでしょう。

### 図6-3　タオルを使ったストレッチ体操

①背伸びのストレッチ

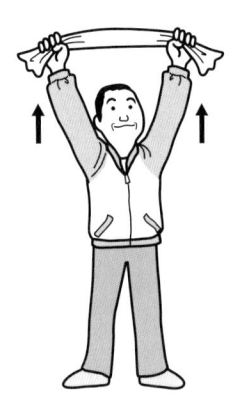

**準備体操**：両足を軽く開きます。両手でタオルを持って、両手を上げて深呼吸。（2回）
**ストレッチ**：軽く両手を頭上に上げ、さらにタオルを持ち上げます（8～10秒）。肩まで下ろして繰り返します。

②体側のストレッチ

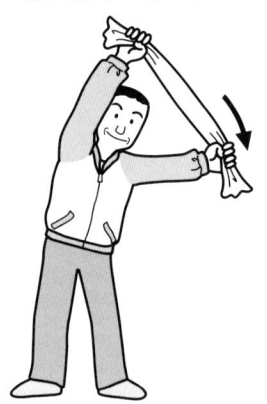

**準備体操**：両手でタオルを持ち、頭上に上げます。右手でタオルを軽く引きながら上体を軽く右に倒す。同じく左にも。（交互に2回）
**ストレッチ**：両手をあげ、右手でタオルを引き、息を吐きながら右に上体を倒し、左の体側をゆっくりストレッチします。（8～10秒、交互に2回）

## 3　高齢者のためのストレッチ体操

### ③捻りのストレッチ

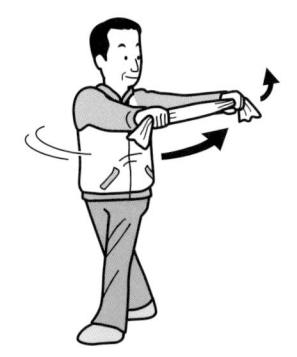

準備体操：両手でタオルを短めに持ち、前に肩の高さまで上げます。右手でタオルを引きながら、軽く上体を2回捻ります。同じく左にも。（交互に2回）

ストレッチ：右手でゆっくりタオルを引きながら、上体を捻ります。肘は伸ばさなくても結構です。（8～10秒、交互に2回）

### ④胸・背中のストレッチ

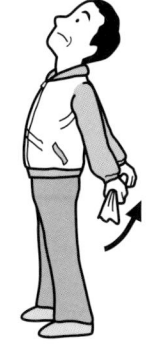

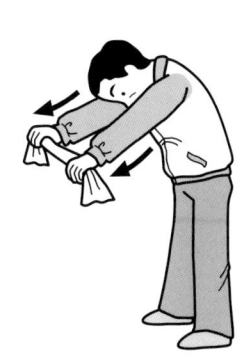

準備体操：軽く肩の上げ下ろし（2回）。肩の前回し、後ろ回し（各1回）。（以上を2～3回）

ストレッチ：タオルをからだの後ろで短めに持ち、胸をそらせます。（8～10秒）次にタオルをからだの前で短く持って、両手を前に伸ばし、お腹を覗くようにして背中を丸くします。（8～10秒）肩を軽く2～3回上下させリラックス。（以上を2～3回）

### ⑤下肢のストレッチ

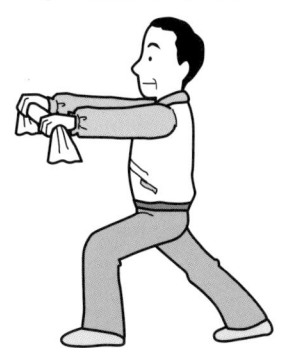

準備運動：軽く足踏み4回、膝屈伸2回、以上を繰り返します。

ストレッチ：両手でタオルを持ち、前に上げ、右足を1歩前にだします。タオルを左右に引きながら、右膝を曲げます。両方の足先は前方へ向け、踵をあげないようにします。左足の腿の後ろからアキレス腱にかけてのストレッチ。（8～10秒、交互に2回）

## 第6章 ストレッチ体操──硬くなったからだ、鈍くなった動きからの脱却法──

### (4) スポーツ前後のストレッチ体操

- 軽くウォーミングアップの体操をしましょう。
- 基本的なストレッチ体操を行ないます。（タオルを使ってのストレッチ体操、タオルを使わないでもよい）
- スポーツで特に使う部位、動かし方などに合わせたストレッチングを行い、ケガを予防しましょう。スポーツ用具を使って、効果的なストレッチを行ないましょう。
- ウォーキング、ジョギングなど足腰を使う場合は、足首をよくまわし、下肢のストレッチを念入りに行ないましょう。
- ゲートボールやグランドゴルフなどは、タオルの代わりにスティックを使ってよいでしょう。
- 水泳は、肩のストレッチ、下肢のストレッチに時間をかけましょう。
- テニス、卓球などは、腕に捻りを加えたストレッチも必要です。
- スポーツを楽しんだ後のクーリングダウンとストレッチは、疲労を残さないために必要ですが、どちらかというと手を抜く人が多いようです。自宅に帰ってから、畳やカーペットに腰を下ろしたり、寝転んでストレッチ体操を行ないましょう。
- 入浴中、入浴後のストレッチ体操も疲労回復に効果的です。

# 第7章

# リズム体操のすすめ
―脳を活性化し、
　　　　　心もからだも元気になる―

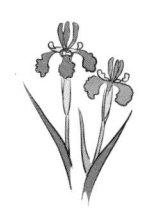

---

1．いつも心でスキップを
2．動きの軌跡とボディゾーン
3．高齢者のリズム体操のねらいと構成
4．安全に効果をあげるために
5．リズミカルにからだを動かすために
6．高齢者のリズム体操――いきいきクラブ体操を例に

第7章　リズム体操のすすめ——脳を活性化し、心もからだも元気になる——

# ❶ いつも心でスキップを

### スキップのリズムを憶えていますか

　いつの間にかスキップをしなくなって、どれだけの歳月がながれたことでしょう？

　ソソラソラソラ、ウサギのダンス…とか、夕空晴れて秋風吹き…など、懐かしいメロディを口ずさんでみると、スキップをする子どもたちの姿が浮かんできます。

　歩くリズムは、右、左、右、左と拍子をとると、4分音符で♩♩♩♩＝トントントントンと表わすことができます。走るリズムも、テンポが速くなるだけで、8分音符で♪♪♪♪＝トトトトと均等で単調なものです。歩く動作は、必ずどちらかの足が地面についていますが、走る動作になると、速くなるだけでなく、一瞬、両足が宙に浮く瞬間があります。着地の際の衝撃も、歩行の3〜5倍になるといわれています。単調とはいえ、走るためにはパワーが必要です。子どもは、1歳で歩きはじめ、2歳半頃、走れるようになります。3歳になると、片方の足を前に出して、反対の足がいつも後ろからついていくステップ、♩♪♩♪♩♪♩♪＝トット、トット、トット、トットとギャロップ（馬の駆け足のような）のリズムで前進することができるようになります。このリズムで左右交互に前進するステップがスキップです。足の運びが均等ではなく、片足で跳びあがる瞬間があり、からだが宙に浮く感じは、子どもたちにとって心の弾む体験だと思います。

### 心でスキップし、からだに元気を送る

　喜寿を迎えた人たちに「ウサギのダンス」や「夕空晴れて」を口ずさみながら拍手してもらったところ、何人かがとても上手にトット、トットとスキップのリズムをとることができ、子どもの頃、こうやってスキップしたよとか、男の子もうれしい時は、スキップしながら帰ったよと、70年も前の思い出話になりました。この年齢になると、歩くのも遅くなるし、まして走ったり、跳んだり、スキップしたりとは、縁がなくなってしまいます。ジャンプやスキップをする時は、大腿二頭筋や大殿筋が使われ、パワフルにからだを引き上げます。これらの筋肉は、歩く時には、ほとんど使われませんので、筋感覚的に心弾む体験がなくなります。筋力が低下し、関節がもろくなると、膝や腰には、

図7-1　リズミカルな足踏みから

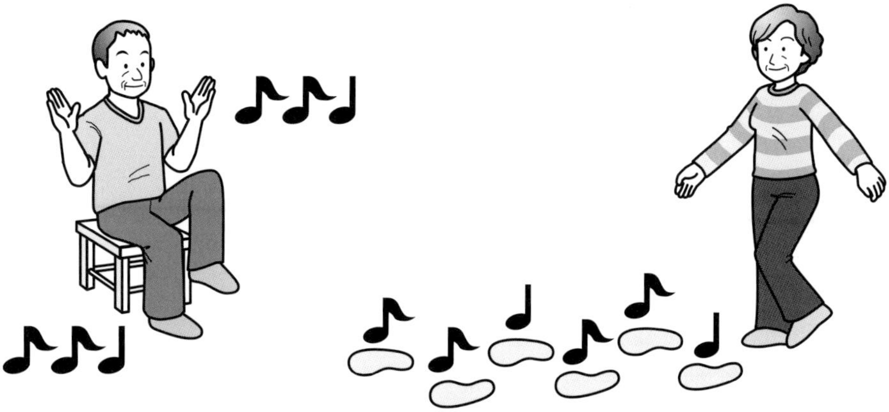

①椅子に座って、トトトン、トトトンのリズムで足踏みしましょう。トンで足踏みをすると、もう片方の脚を引きあげます。
②4歩前進し、その場で脚の踏みかえをしましょう。（トントントントン　トントト　トントト）
③トット、トットとスキップのリズムを思い浮かべながら歩きましょう。

重い負担はかけられません。でもスキップのリズムを思い浮かべながら足踏みすると、膝が上がるような気になります。弾むようなからだの動きは心をウキウキさせます。スキップができなくても、いつも心でスキップし、からだに元気を送りましょう。

# ❷ 動きの軌跡とボディ・ゾーン

**歩きながら、軌跡を描く**

　天井の方に手を伸ばし、手で大きな円を描いてみましょう。始めは小さく、だんだん大きしていくと、手だけでなく、からだのいろいろな部位が、頭や胸、腰、下肢も動きに加わり、それぞれの部位が円を描き始めているのを感じます。

　床に円をイメージし、円を描くように歩いてみましょう。歩いて描いた軌跡は、実際には残りませんが、円の形、大きさ、描く勢いなども印象にのこります。円周を意識して歩くと、足先の方向だけでなく、からだ全体が円周に沿ってらせん状に動いていくのを感じるかもしれません。どんな小さな動きでも、空間に様々な軌跡を描きます。少し

第7章　リズム体操のすすめ──脳を活性化し、心もからだも元気になる──

図7-2　歩きながら床に軌跡を描く─動きの軌跡を意識する

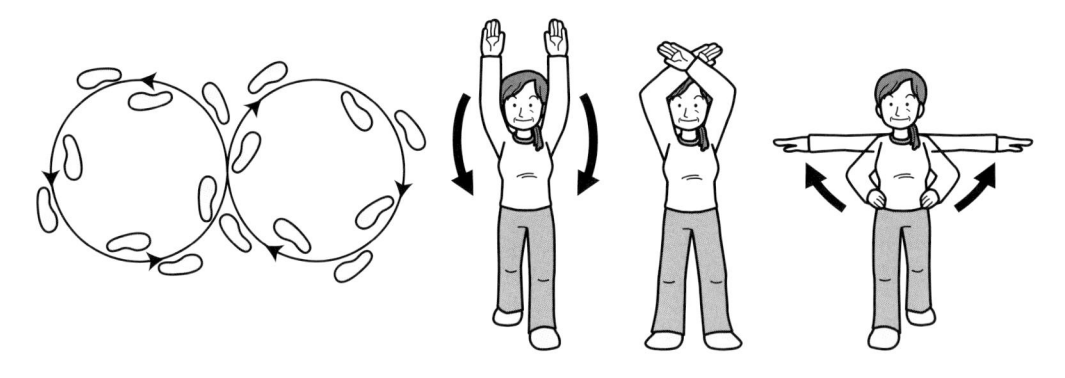

意識して伸び伸びと大きく動いて、その軌跡を描いてみましょう。

**リズミカルにボディ・ゾーンを広げる**

　私たちは、三次元の空間で様々な動きをしていますが、動きの軌跡を意識することはほとんどありません。無意識のうちになるべくエネルギーを使わないで楽に動こうとしますから、からだを動かす範囲（ボディ・ゾーン）は、だんだん小さくなってしまいます。片手を前と後ろに揺る、これをスウィングといいますが、この時、手の動きは弧を描きます。手の動きを目で追うと、頭と上体の捻りの運動が加わって、スウィングはより大きくなり、ボディ・ゾーンが広がります。さらに膝の屈伸運動が加わると、上下にもボディ・ゾーンが広がります。右手のスウィング、左手のスウィングを交互に行なうと、頭と上体は左右に大きな弧を描きます。リズミカルにからだを動かし、次々に連動させていくと、ボディ・ゾーンを広げることができます。

**自然な呼吸を促す**

　ラジオ体操に両手を前で交叉してから、斜め上に引き上げる胸の運動があります。からだの前に両手で大きな弧を描くように開いていくと、胸郭が大きく広がり、両手を前で交叉すると背中が広がり、胸郭は収縮します。まるでアコーディオンのような胸郭の動きは、自然に呼吸を促します。

　リズミカルなからだの動きは、三次元の空間になめらかな軌跡を描きながら、自然な呼吸を促し、からだ全体がいつの間にか統合されていきます。高齢期の運動は、運動強度よりからだのもっている可能性を探りながら、運動の質を高めていくことが大切です。

# ❸ 高齢者のリズム体操
## ―ねらいと構成―

**リズム体操のねらい**

　リズム体操は、音楽にあわせてリズミカルに行なう全身運動です。子どもたちが、音楽を聴きながらリズムをとり、腕を振ったり、手を叩いたり、友達と腕を組んでスキップしたりしている姿を見ると、表情豊かで、わくわくしている気持ちが伝わってきます。お互いの笑顔や動きを見て反応し、音楽を聞きながら、リズムやアクセントやメロディをからだ全体で受けとめています。跳んだり、スキップしたりすることで筋感覚から重力への刺激を受け、タッチング（触れること）によるコミュニケーションで幸せな気分になります。様々な運動が可能になる幼児期から10歳頃までが、脳・神経系の最も発達する時期といわれていますが、子どもたちの可能性を引き出すためには、様々な感覚を通しての発達刺激が重要なのです。また、楽しく心地よい体験は、よりいっそうの発達を促すといわれています。

　大人になり、年を重ねるにつれ、様々な刺激に反応してからだを動かすことや新しい体験をすることが少なくなり、身体機能や体力、運動能力などがいつのまにか低下し、日常生活動作が小さく、不安定になりがちです。体力を落とさないようにイチニ、イチニと単調な運動を繰り返すだけでは、心が弾むこともなく、楽しくもありません。しかし、曲のメロディやリズムを楽しみながら、全身を心地よく動かし、空間での動きの軌跡やボディゾーンを意識することは、脳・神経系を活性化させることにつながります。リズム体操のねらいは、高齢者のからだと心に働きかけながら、バランス能力やからだのコントロール能力を無理なく引き出し、いきいきとした生活を送れるようにすることです。

**高齢者向けリズム体操の構成**

①音楽のテンポは、1分間に90～100ビート（bpm90～100）、1分間に90歩から100歩程度足踏みができる速さの曲を使います。年齢、性別、体力、健康状態などによって曲

第7章　リズム体操のすすめ──脳を活性化し、心もからだも元気になる──

を選びます。また、椅子を使う場合は、比較的ゆっくりした曲を使います。

②下肢の運動は、ウォーキングレベル、つまり、足踏みやウォーキング、あるいは、そのバリエーションでどちらかの足が体重を支えているステップを使います。

③下肢の運動と上肢及び上体の運動を無理なく組合せ（8ビート×4）、それを5～7パターンで構成します。

④主動筋を意識しながら、筋力、柔軟性、バランス能力、コントロール能力の改善を目指します。息切れすることなく、血液の循環が改善される程度の運動強度になるように構成します。

表7-1　高齢者のリズム体操の構成

| 下肢の運動 | 上肢・上体の運動 | 移動する方向 |
|---|---|---|
| ウォーキング（足踏み） | 腕の屈伸 | その場で |
| ステップ・クローズ | 腕を上げる（上、横、前） | 前に、後ろに |
| ヒール・タッチ | 手を開く、握る | 右に、左に |
| トウ・タッチ | 上体を捻る、伸ばす、 | 円に |
| ニー・アップ | 上体を曲げる（前、横） | 8の字に |
| ランジ | 上体を傾ける（前、横） | |
| バウンズ　など | | |

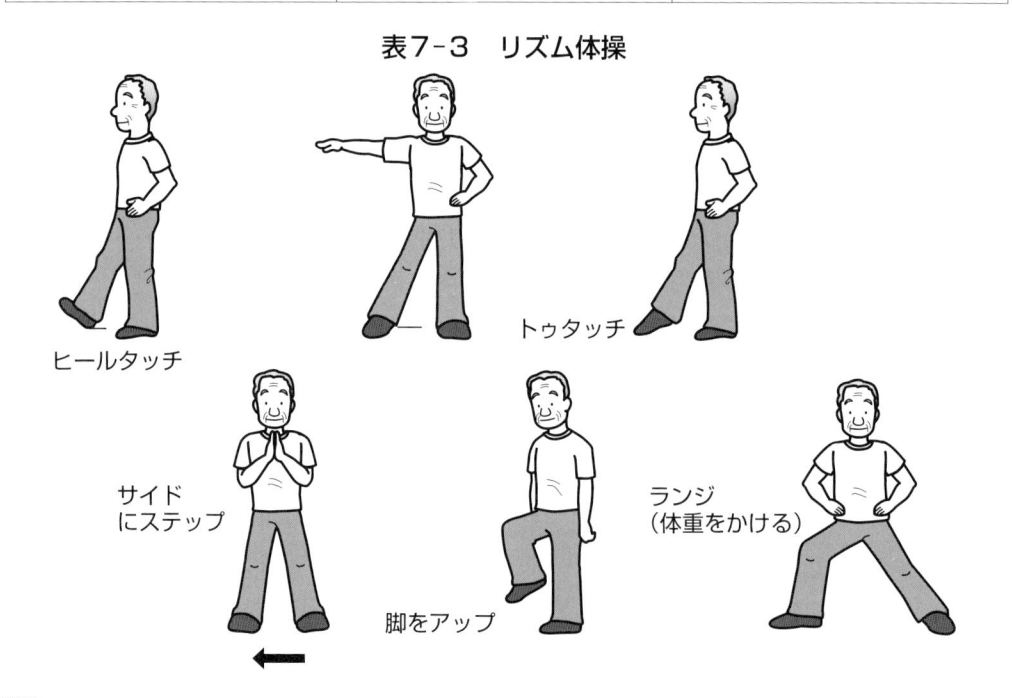

表7-3　リズム体操

ヒールタッチ

トゥタッチ

サイドにステップ

脚をアップ

ランジ（体重をかける）

# ❹ 安全に効果をあげるために

**リズム体操を始める前に**

①健康診断を受け、健康状態を確認しましょう。治療中は、主治医に相談しましょう。

②運動前にその日の体調をチェックし、無理をしないようにしましょう。

③運動しやすい服装、靴を準備しましょう。

④すべったり、転んだりしないように、運動する場を整理整頓しましょう。

⑤いつでも水分が補給できるように準備しておきましょう。

**リズム体操を行なう時の留意事項**

①必ずストレッチ体操とウォーミングアップを行ないましょう。

②センターを意識し、よい姿勢で行ないましょう。

③膝を屈伸する時、膝と足先は同じ方向に向けます。方向がずれると足関節や膝関節に捻りが加わり、靭帯を伸ばすなど、思わぬケガをする場合があります。

④膝は90度以上曲げないようにします。高齢になると、膝関節の軟骨がすりへり、負荷をかけすぎると炎症を起こします。膝の屈伸は、ゆっくり慎重に行ないましょう。

⑤首の運動は、ゆっくり無理のない範囲で行ないます。反動をつけたり、振ったりすると頚椎を傷めるおそれがあります。特に女性は、骨粗しょう症で骨が脆くなっています。頭はかなりの重さがあります。上体と一体にして動かすようにしましょう。

⑥肩、腕なども無理のない範囲で動かしましょう。痛みを感じるのはやり過ぎです。

⑦駆け足やジャンプは、腰や膝、足の関節に大きな負荷をかけますので、一般的に高齢者には適しません。

⑧高齢者では、かかと寄りに体重がかかっている場合が多く、後退する時に後ろに転倒する危険があります。後退するステップは、ゆっくり行なうようにしましょう。

⑨運動中、気分が悪い、息がきれるなど体調の変化に気づいたら、無理をしないで中止し、指導者に連絡しましょう。

⑩最後にクーリングダウンとストレッチ体操を行ないましょう。

第7章　リズム体操のすすめ──脳を活性化し、心もからだも元気になる──

# ❺ リズミカルにからだを動かすために

**曲の選び方―自然にリズムをとりたくなる曲―**

　高齢者向けの立位で行なうリズム体操は、テンポが90～100ビートの速さが適しています。前期高齢者でスポーツやダンスなどを継続してきた場合などは、120ビート（1分間に120歩、行進曲・マーチのテンポ）で行なうことが可能です。初めは100ビートから始めても動きに慣れてくると120ビートでもできるようになります。敏捷性が低下しがちな年代ですから、到達目標にしてください。体力がついてくると、あまりゆっくりした曲に合わせてステップすると気分がのらず、楽しくありません。

　椅子を使ったリズム体操では、テンポが90ビート前後のゆっくりした曲を使い、できるだけ、動きを感じながら、大きく動くことをめざしましょう。ＢＧ（バックグランド）のように音量を絞って、マイペースでのんびり行なうのもよいと思います。

　音楽は、拍子の取りやすい8ビート（4分の4拍子）の曲で、自然に拍手したり、足踏みしたりしたくなる、ワクワクするような明るい曲、心が癒されるような曲、楽しくなるような曲がよいと思います。歌詞のついた曲も、使い方によっては、歌いながらできるなど効果的な面もありますが、ともすると歌詞に影響されますので、リズム体操のねらいから外れないように注意しましょう。

**オリジナル曲で「私たちの体操」を**

　できれば、リズム体操のために作曲（作詞も）するのが理想的です。心地よく体操できるように、体操のイメージや運動の特性、テンポなどを話し合いながら、体操と音楽が一緒に出来上がっていくのがよいと思います。完成までに何度も修正を加えながら音楽が出来上がると、体操と音楽が一体になって、気持ちよくからだを動かすことができます。

# ❻ 高齢者のリズム体操
## ―いきいきクラブ体操を例に―

**いきいきクラブ体操について**

　いきいきクラブ体操は、老人クラブのオリジナル体操です。老人クラブでは健康づくりをクラブ活動の中心課題にしてきましたが、高齢化が進む中で、高齢者がいつまでも自立し、生きがいのある生活を送るため、平成元（1989）年から「寝たきりゼロ」を目標に、運動を取り入れ、積極的な健康づくりに取り組んでいます。いきいきクラブ体操は、高齢期になると衰えてくる体力や身体機能の維持・改善を目標にデザインし、平成4（1992）年から全国各地の老人クラブで実施しています。

**いきいきクラブ体操の特徴**

①いきいきクラブ体操は、7つの体操で構成されています。

②伴奏音楽「リズムローレン」は、体操の構成にあわせてつくられています。
　前奏16呼間の後、1つの体操は16呼間で2回繰り返します。（16呼間×2＝32呼間）
　1曲で1～7番までの体操を通して2回行なうことができます。

③「リズムローレン」には、いきいきとしたテンポ、程よいテンポ、ゆったりしたテンポの3曲がありますので、自分にあった速さの曲を選択することができます。
　ゆっくりした曲で5分程度です。（ちなみにラジオ体操は約6分30秒）

④立位だけでなく、椅子に座った体操もリズミカルな下肢の運動を取り入れることで血液の循環が良くなるように構成されています。

⑤上肢の運動と下肢の運動の組合せによって、脳・神経系を刺激し、バランス能力やからだをコントロールする能力を高め、転倒予防の効果を意図しています。

⑥上肢、下肢の運動とも個々の体調にあわせて組合せを変えることによって、誰でも無理なく体操をすることができます。

第7章　リズム体操のすすめ──脳を活性化し、心もからだも元気になる──

## 図7-4　いきいきクラブ体操［立位で］─7つの体操のねらいとポイント

**⓪前奏**〈（16呼間）軽くかかとの上げ下ろし。〉

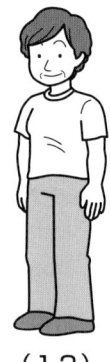

よい姿勢をとり、前奏を聞きながら、リズミカルにかかとの上げ下ろし（1，2）を繰り返す。（初心者は、前奏を聞くだけでもよい。）

（1　2）

**①手足の運動**〈全体を繰り返す。16×2回〉

（ねらい）　腕の筋力アップ：足腰が弱ってくると、両手をついて体重を支える。

　　　　　つまずき予防：つま先を上げることで前脛骨筋（すねの筋肉）の筋力をつける。

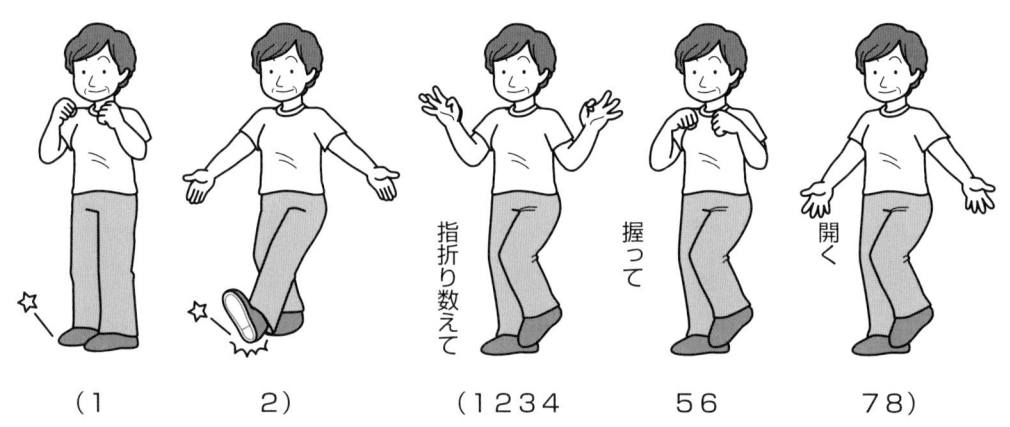

（1　　　2）　　　指折り数えて（1234　握って56　開く78）

・両手を握って、右足で足踏み（1）、前に左のかかとをつけ、同時に両手を開く（2）。
交互に4回行なう。（3，4）（5，6）（7，8）

・足踏みをしながら、指を折っていき（1，2，3，4）、両手を握って（5，6）、ぱっと開く（7，8）。

（ポイント）・手はしっかり握り、大きく開きます。腕をしっかり伸ばす。
　　　　　・かかとを床につける（ヒールタッチ）時、支持脚の膝は軽く曲げる。

## 6 高齢者のリズム体操―いきいきクラブ体操を例に―

### ②肩と胸の運動 〈全体を繰り返す。16×2回〉

**ねらい** 肩こり予防：肩周辺の筋肉をしなやかに動きやすくする。
呼吸筋をしなやかに：肋間筋をストレッチして胸郭を広げ、酸素を十分取り込む。

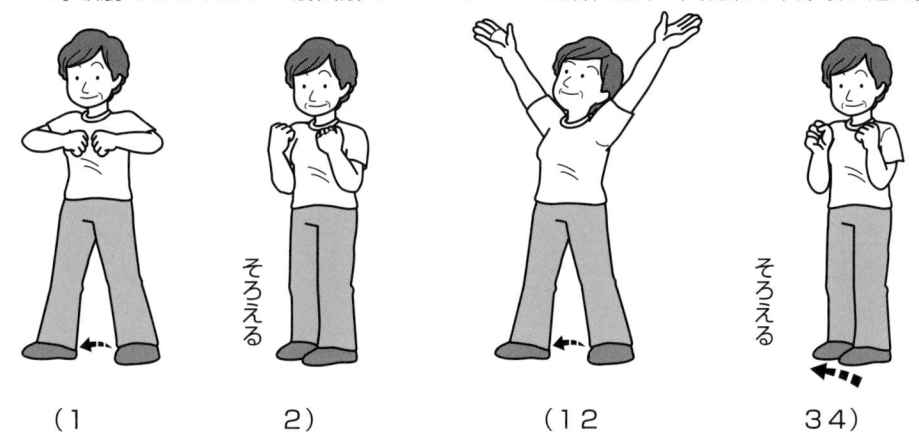

（1　　　2）　　　（1 2　　　3 4）

- 右足を右に出し、左足を揃える。同時に肘を上げて下ろす。（1,2）
交互に4回行なう。（3,4）（5,6）（7,8）
- 右にステップし、両手を上げて深呼吸（1,2）、左足を揃えて両手を下ろす（3,4）。以上を左にも同様に行なう。（5,6）（7,8）

**ポイント**
- ステップクローズ（片足を横にだし、もう一方の足を揃える）を練習する。
- 深呼吸をする時は、軽くあごを上げて、気道を開く。

### ③下肢のストレッチ 〈全体を左足から繰り返す。16×2回〉

**ねらい** 膝を上げて足踏み：血液の循環を良くする。衰えがちな足腰を強くする。
下肢のストレッチ：縮んでいる膝の後ろ、ふくらはぎなどをストレッチする。

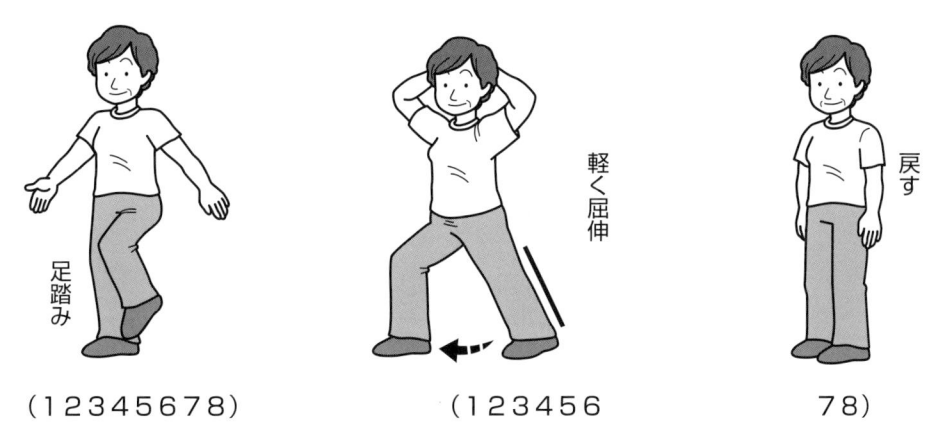

（1 2 3 4 5 6 7 8）　　　（1 2 3 4 5 6　　　7 8）

- 右足から足踏み8歩（1〜8）、右足を前に大きく踏み出し、軽く屈伸して（1,2,3,4,5,6）、もとに戻す（7,8）。この時、両足とも前方に向け、かかとを上げない。

**ポイント**
- しっかり足踏みして脚筋力をつけ、骨も刺激する（骨量の維持）。
- ストレッチの時、両足の足先は、前方に向ける。

第7章　リズム体操のすすめ──脳を活性化し、心もからだも元気になる──

**④上体の運動**〈全体を繰り返す。16×2回〉

**ねらい**　上体捻りの運動：振り向き動作が楽にできるように。
　　　　　体側のストレッチ：上体のしなやかさを保つ。

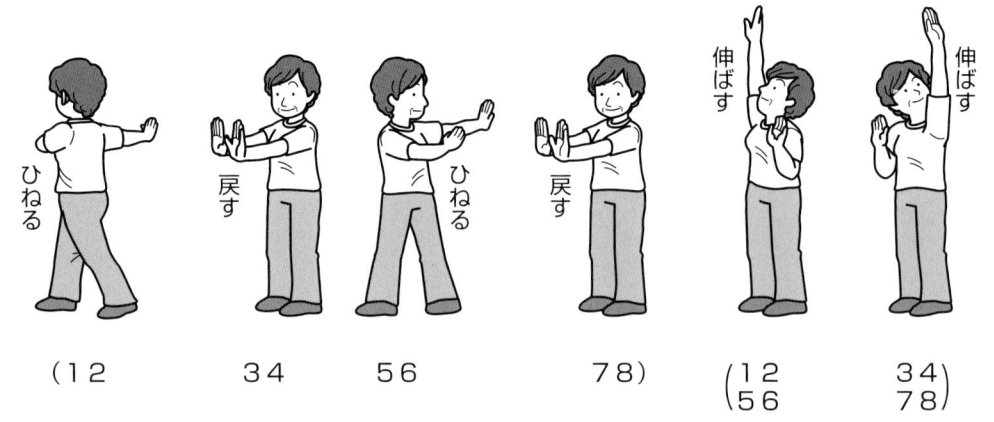

　　　　ひねる　　　戻す　　　ひねる　　　戻す　　　伸ばす　　　伸ばす

　　　　（1 2　　　3 4　　　5 6　　　7 8）　　（1 2　　　3 4）
　　　　　　　　　　　　　　　　　　　　　　　　　5 6　　　7 8）

・両手を前に向け、右足を右に出しながら、上体を右に捻る（1,2）。上体を元に戻しながら、右足を元に（3,4）。以上を左も行なう（5,6）。上体を元に戻して（7）両膝を曲げる（8）。

・膝を伸ばしながら右手を上に伸ばし（1）、膝を曲げながら右手を胸前に（2）。同様に、交互に4回繰り返す。（3,4）（5,6）（7,8）

**ポイント**　・上体を捻る時、膝を軽く曲げ、頭も一緒に回す。
　　　　　　・膝の屈伸を使って手を上げ、体側を伸ばす。手先を見る。

**⑤体重の移動運動**〈全体を繰り返す。16×2回〉

**ねらい**　転倒予防：重心を移動させ足腰の筋力をつける。
　　　　　背筋の運動：脊柱起立筋を鍛えて姿勢を良くする。

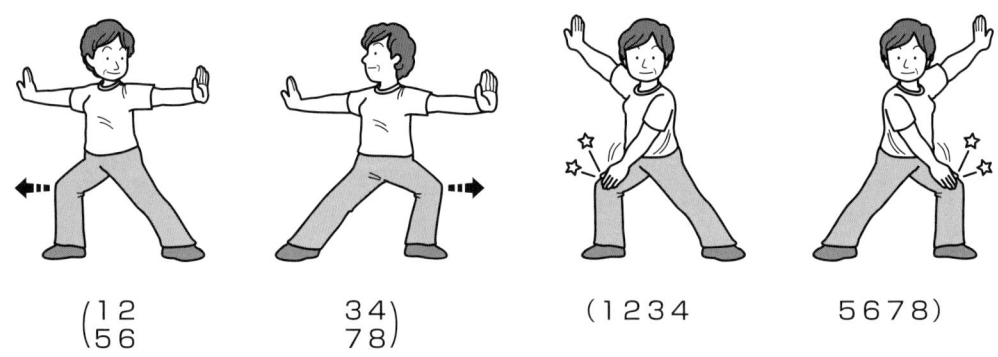

　　　　（1 2　　　3 4）　　　（1 2 3 4　　　5 6 7 8）
　　　　　5 6　　　7 8）

・両腕を横に伸ばして手首を立て、右足を横に出して膝を曲げ、体重をかける（1,2）。次に左膝を曲げて体重を移動する（3,4）。以上を繰り返す。（5,6　7,8）

・右足に体重をかけ上体を前に倒し、左手で右膝を軽く2回叩く（1,2,3,4）。左足に体重を移動し、同様に繰り返す。（5,6,7,8）

**ポイント**　・腕をしっかり伸ばし、手首を立てる。膝を無理に曲げない。
　　　　　　・前傾する時、頭を起こし、背中を伸ばす。

## 6　高齢者のリズム体操─いきいきクラブ体操を例に─

### ⑥バランス運動 〈全体を繰り返す。16×2回〉

(ねらい)　脚を上げる：大腰筋が衰えると脚が上がらなくなる。
　　　　片足立ち：交互に片足立ちをしてバランス能力を改善する。

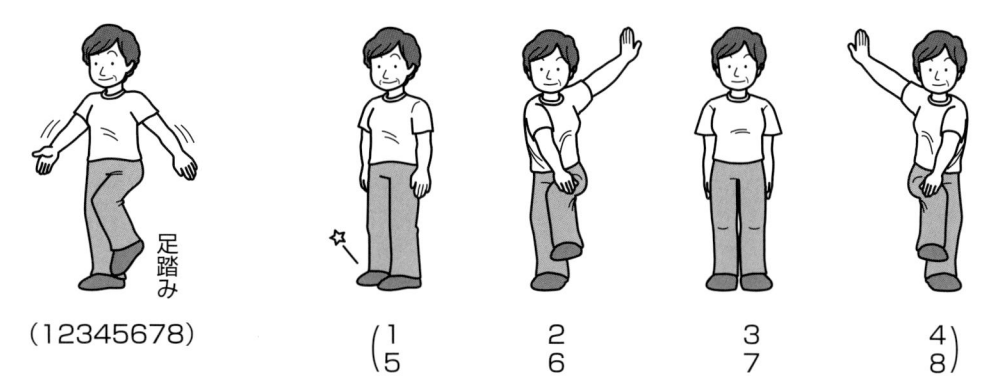

(12345678)　　　($\begin{matrix}1\\5\end{matrix}$　$\begin{matrix}2\\6\end{matrix}$　$\begin{matrix}3\\7\end{matrix}$　$\begin{matrix}4\\8\end{matrix}$)

- 右足から膝を高く上げて足踏み（1〜8）。
- 右足を床にタッチして左足を上げる。右手は左腿におき、左手を斜め上に上げる（1, 2）。交互に繰り返す。（3, 4, 5, 6, 7, 8）

(ポイント)
- 足踏みをしながら、手を大きく振ると、片足立ちの時、膝に手が軽くのります。
- 支持脚に体重をしっかり乗せることを練習します。

### ⑦前屈と深呼吸の運動 〈全体を繰り返す。16×2回〉

(ねらい)　前屈運動：頭を下げ、背中をまるめてストレッチ。
　　　　深呼吸：しゃがんだ姿勢から立ち上がって深呼吸。

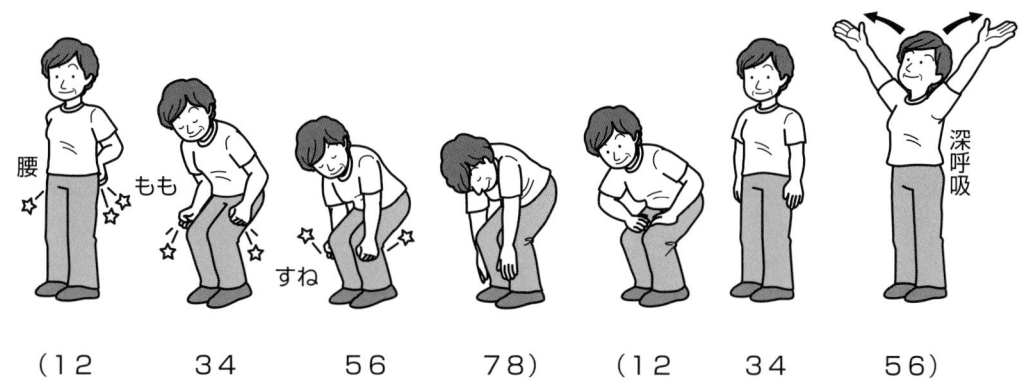

(1 2　3 4　5 6　7 8)　(1 2　3 4　5 6)

- 腰（1, 2）、大腿（3, 4）、すね（5, 6）の順にトントンと叩きながら、膝を曲げて前屈（7, 8）。
- 両手を膝において（1, 2）立ち上がり（3, 4）、両手を上げて深呼吸（5, 6）。両手を下ろす（7, 8）。

(ポイント)
- 徐々にしゃがんで背中を丸くします。
- 腰を痛めないように、膝に両手をついて立ち上がります。

第7章　リズム体操のすすめ――脳を活性化し、心もからだも元気になる――

## 図7-5　いきいきクラブ体操［椅子に座って］―7つの体操のねらいとポイント

・肘かけのない安定した椅子、足裏が床につく高さの椅子を使う。
・椅子にもたれないで、少し浅くかけ、よい姿勢を保つ。
・両足は足裏全体に体重が乗る位置におく。

**⓪前奏**〈（16呼間）軽くかかとの上げ下ろし。〉

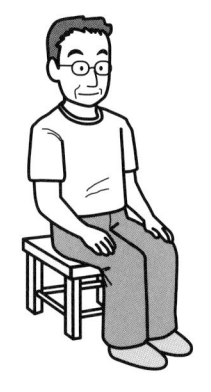

よい姿勢をとり、前奏を聞きながら、リズミカルにかかとの上げ下ろし（1，2）を繰り返す。（初心者は、前奏を聞くだけでもよい。）

（12）

**①手足の運動**〈全体を繰り返す。16×2回〉

(ねらい)　腕の運動：手首の柔軟性を保ち、腕の筋力アップ。
　　　　つまずき予防：前脛骨筋（すね）と大殿筋（お尻）の筋力アップ。

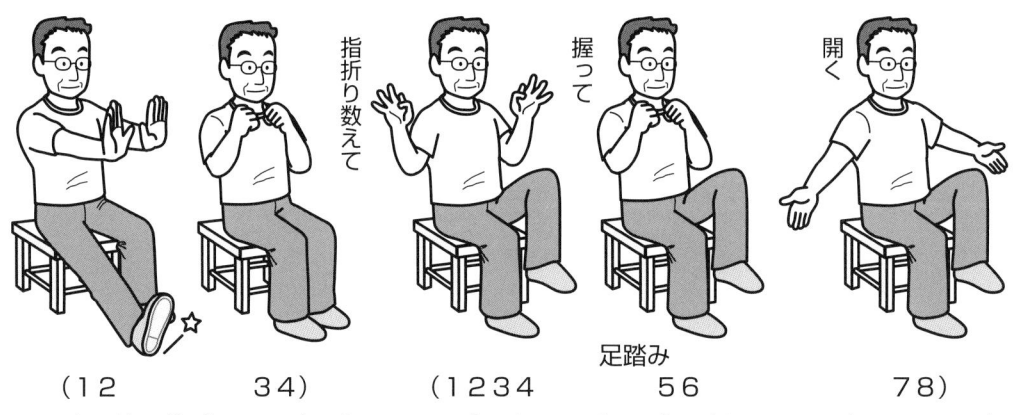

指折り数えて　　握って　　開く

足踏み

（12　　34）　　（1234　　56　　78）

・両手を前に伸ばし、同時に右足のかかとを前につく（1，2）。両手を胸に、足を戻す（3，4）。左でも同様に行なう。（5，6，7，8）
・足踏みをしながら、指を折っていき（1，2，3，4）、両手を握って（5，6）、ぱっと開く（7，8）。

(ポイント)　・足で床を押すようにすると、大殿筋が使われます。足踏みも床を押しながら。
　　　　　・手首が硬くなると、体重を支えることができなくなる。

## 6 高齢者のリズム体操—いきいきクラブ体操を例に—

### ②肩と胸の運動 〈全体を繰り返す。16×2回〉

**ねらい** 　呼吸筋をしなやかに：呼吸にあわせて肘を上げる。
　　　　　背骨をしなやかに：足の裏で床を押しながら、背骨を押し上げるように深呼吸。

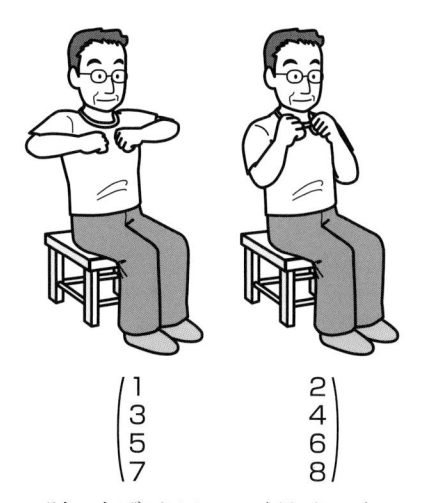

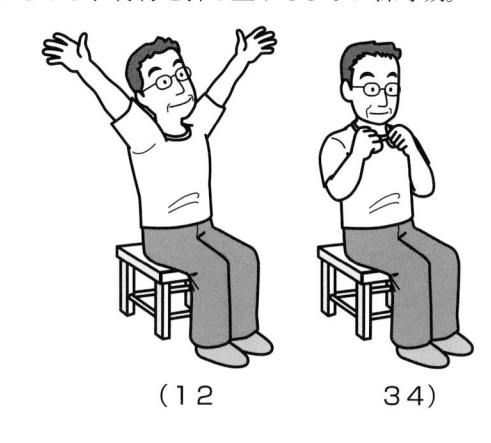

$\begin{pmatrix}1&2\\3&4\\5&6\\7&8\end{pmatrix}$　　　　　　　　　　　　　　　（1 2　　　3 4）

・肘の上げ下ろし4回行なう。（1, 2　3, 4　　・両手を上げて深呼吸を2回行なう。
　5, 6　7, 8）　　　　　　　　　　　　　　（1, 2, 3, 4　5, 6, 7, 8）

**ポイント** ・肩ではなく、肘を上げ下ろしする。
　　　　　・足で軽く床を押す。

### ③足腰を丈夫にする運動 〈全体を繰り返す。16×2回〉

**ねらい** 　膝伸展筋の運動：膝を伸ばす大腿四頭筋（ふともも）の筋力アップ。
　　　　　脚の背面のストレッチ：血液の循環を改善する。

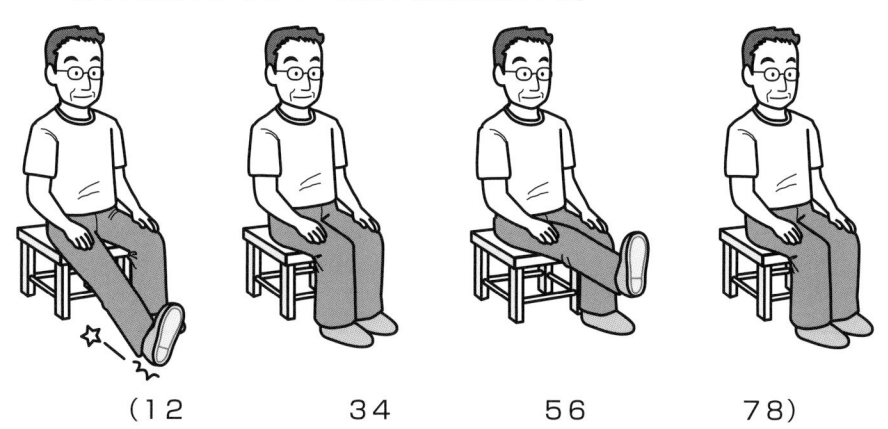

（1 2　　　　3 4　　　　5 6　　　　7 8）

・右足のかかとを前に出して足先を上げて床に着け（1, 2）、もとに戻す（3, 4）。
　膝を伸ばして脚を上げ（5, 6）、元に戻す（7, 8）。
　左から同様に行なう。（1, 2　3, 4　5, 6　7, 8）

**ポイント** ・膝を伸ばして、上げる時、反対の足で軽く床を押す。

第7章　リズム体操のすすめ──脳を活性化し、心もからだも元気になる──

**④上体の運動** 〈全体を繰り返す。16×2回〉

ねらい　上体捻りの運動：振り向き動作をスムーズにする。
　　　　引き伸ばし運動：上体を引き上げるようにして手を上げる。

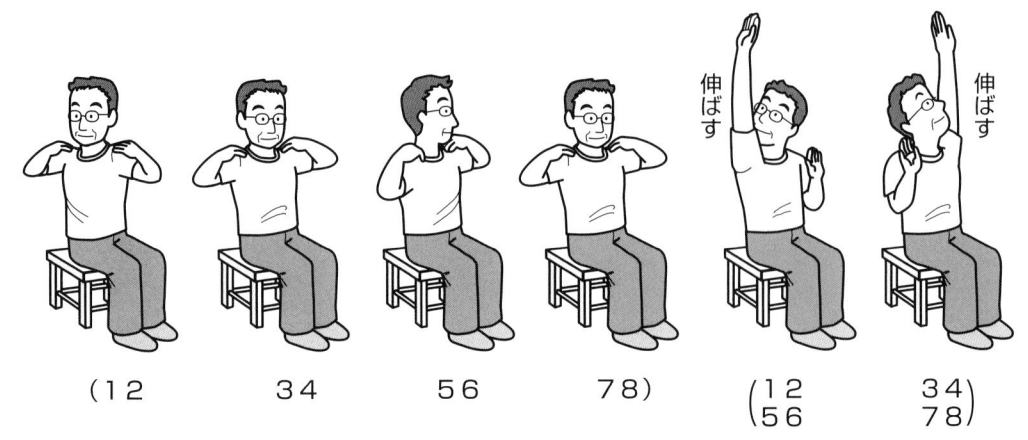

（1 2　　　3 4　　　5 6　　　7 8）　　　（1 2　　　3 4
　　　　　　　　　　　　　　　　　　　　　 5 6　　　7 8）

・両手を肩におき上体を右に捻って（1,2）、元に戻す（3, 4）。
　左にも同様に行なう。（5,6　7,8）

・手を右から上げ（1）、肩の位置までおろす（2）。交互に4回行なう。（3,4　5,6　7,8）

ポイント　・捻った時、息を十分に吐く。
　　　　　・お尻を椅子につけて上体をストレッチする。

**⑤背筋の運動** 〈前半（16）＋後半（16）〉

ねらい　背筋の筋力アップ：からだを軽く前に倒し、姿勢起立筋の筋力アップ。
　　　　背中のストレッチ：頭を落とすようにして背中をストレッチ。

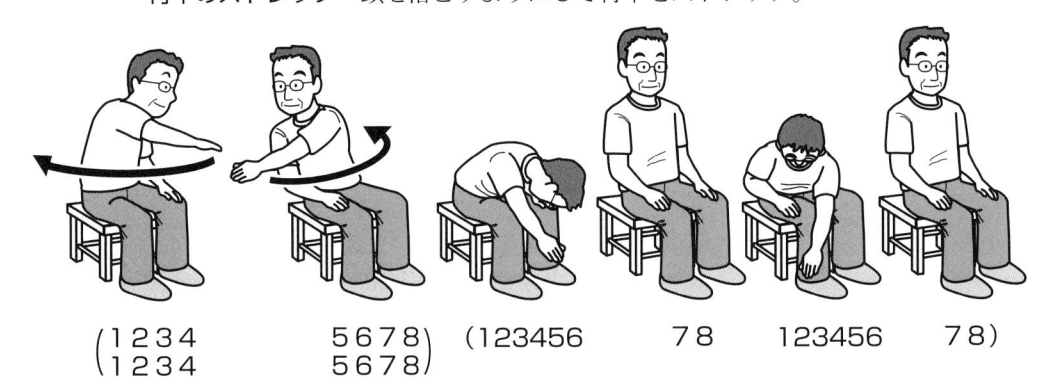

（1234　　　5678）　　　（123456　　78　　123456　　78）
（1234　　　5678）

・両足を肩幅に開き、からだを前傾し、右手を左斜め前に伸ばし大きく半円を描く（1～4）。
　左にも同様に行なう（5～8）。
　以上を繰り返す。（1～4　5～8）

・右手を左腿におき左足の方に下ろしながら前屈し（1～6）、上体を起こす（7,8）。
　左手を右腿にのせ同様に行なう。（1～6　7,8）

ポイント　・腰から前傾し、手を遠くに伸ばす。
　　　　　・背中をまるめ、最後に頭を落とし下背部をストレッチする。

## 6 高齢者のリズム体操―いきいきクラブ体操を例に―

### ⑥足踏みと膝抱えの運動 〈交互に4回行なう。〉

**ねらい** 　足踏み：リズミカルにできるだけ膝を上げる。
　　　　　膝抱え：股関節の屈筋をストレッチ。

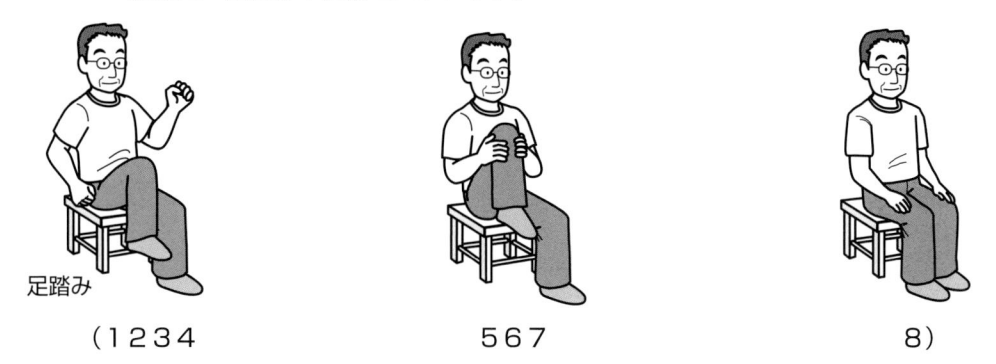

足踏み
（1234　　　　　567　　　　　8）

・右足から4回足踏みし（1,2,3,4）、両手で右膝を抱え（5,6,7）、足を下ろす（8）。

**ポイント** ・軽く床を踏みながら足踏みすると膝が軽く上がる。
　　　　　・背中が円くならないように。

### ⑦前屈と深呼吸の運動 〈全体を繰り返す。16×2回〉

**ねらい** 　腰や背中のリラックス：徐々に前屈し、肩の力を抜く。
　　　　　深呼吸：上体を起こして大きく深呼吸。

腰　　　　もも　　　すね　　　　　　　　　　　深呼吸　　　終了体勢
（12　　　34　　　56　　　78）　（12　　3456）　　78

・腰（1,2）、大腿（3,4）、すね（5,6）、の順にトントンと叩きながら前屈し、両手を足先の方に伸ばす（7,8）
・両手を大腿において（1,2）、押しながら上体を起こし（3,4）、両手を上げて深呼吸（5,6）、両手を下ろす。（7,8）

**ポイント** ・頭の重さを感じながら前屈する。
　　　　　・腿を押しながら上体を起こす。

109

## 第8章

# 転ばないからだづくり
―転倒予防、寝たきり予防に向けて―

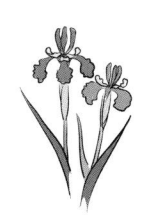

1．転倒予防、寝たきり予防に向けて
2．転びやすさの要因
3．どんな転び方をしましたか？
4．転ばないからだづくりのヒント
5．転倒予防のエクササイズ
6．からだや動きへの気づきで可能性を広げよう
7．後期高齢者のために――寝たきりゼロを目指して

第8章　転ばないからだづくり——転倒予防、寝たきり予防に向けて——

# ❶ 転倒予防、寝たきり予防に向けて

**転びやすく、骨折しやすい年代**

　最近、知人が2人あいついで骨折しました。Nさんは、自宅で洗濯物を持ったまま、敷居につまずいて転び、左手首を、Tさんは、エスカレーターに乗り切れず、尻もちをついて、腰椎を圧迫骨折しました。Nさんは71歳、Tさんは喜寿を迎えたところ、二人とも女性で、年の割には元気で、よく外出していました。骨密度測定の結果、二人とも骨粗しょう症と診断されました。骨粗しょう症は骨の老化で、更年期以降の女性に多いのが特徴です。

　国民生活基礎調査（厚生労働省2004年）から「介護が必要になった原因」を見ますと、後期高齢者では、転倒・骨折は、脳卒中、老衰についで第3位になっています。Tさんを見舞いにいきましたところ、骨折で入院している人の大半が高齢女性で驚いてしまいました。

**転ばないからだづくりを**

　加齢に伴って、足腰が弱り、バランス能力が低下するだけでなく、慢性的な疾病や治

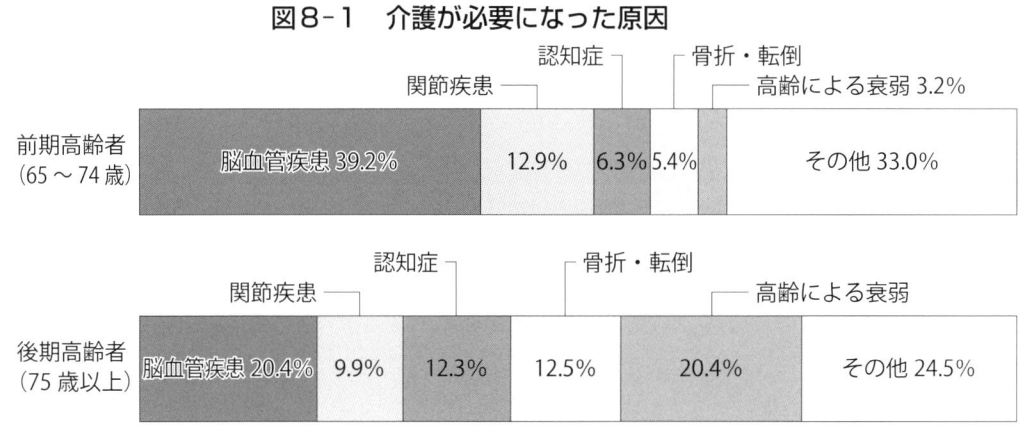

図8-1　介護が必要になった原因

前期高齢者（65～74歳）：脳血管疾患 39.2%／関節疾患 12.9%／認知症 6.3%／骨折・転倒 5.4%／高齢による衰弱 3.2%／その他 33.0%

後期高齢者（75歳以上）：脳血管疾患 20.4%／関節疾患 9.9%／認知症 12.3%／骨折・転倒 12.5%／高齢による衰弱 20.4%／その他 24.5%

平成16年「国民生活基礎調査」厚生労働省大臣官房統計情報部　より武井作成

## 1　転倒予防、寝たきり予防に向けて

療薬による副作用などでふらつき、転倒することもあります。しかし、転んだからといって、必ずしも骨折するわけではありません。母は、85歳をすぎた頃から転ぶ回数が増え、散歩の途中で転んだり、庭でかがもうとしてコロッと転がったりしていましたが、幸いなことに骨折をすることはありませんでした。しかし、60歳代の女性では50％以上、70歳以上では約70％が骨粗しょう症だといわれていますし、1千万人と推計される骨粗しょう症の80％、800万人は女性だそうですから、転倒による骨折＝女性の宿命と悲観的なことを言う人もいます。

　しかし、運動することによって、骨に良い刺激を与え、骨量を維持する努力が必要です。また運動は、骨を支える筋肉を丈夫にし、バランス能力を改善します。女性の皆さん！「元気に運動して転ばない、たとえ転んでも骨折しない」からだづくりをめざしましょう！

---

●**薬のことを学習しましょう**

　老人クラブでは、薬についての勉強会を開催しています。高齢者の場合、複数の医療機関から、多種類の薬剤を長期間にわたり処方されている場合が少なくありません。また、高齢者では、代謝機能が低下するため、継続使用しているうちに薬物の体内蓄積による副作用も指摘されています。薬の正しい使い方や副作用の可能性について学習し、薬の事故を防ぎ、副作用を最小限に抑えることが必要です。最近「お薬手帳」と称して各病院や薬局で処方された薬品を記入してもらい、薬の処方時には、チェックしてもらい、重複服用を避ける試みが行なわれています。

---

●**転倒しやすい薬**

　睡眠薬や精神安定剤だけでなく、風邪薬でも眠気やふらつきを引き起こすことがあります。また、消炎鎮痛剤も筋肉の緊張を和らげ、弛緩させるものがあり、ふらついて転ぶ危険があります。立ちくらみを起こしやすい薬には、降圧剤や抗うつ剤があります。こうした薬を使用し、頭がぼうっとしている時は、足元に気をつけ、転ばないようにしましょう。

第8章　転ばないからだづくり──転倒予防、寝たきり予防に向けて──

# ❷ 転びやすさの要因

　転倒の要因には、高齢者自身に要因がある場合と、高齢者を取り巻く環境に要因がある場合があります。

**高齢者自身に要因がある場合**

①加齢と運動不足による筋力やバランス能力の低下

②うつむき姿勢、丸背などの不適正な姿勢

③歩幅が狭く、足が上がらないなどの歩行能力の低下

④日頃の服装（ロングスカート、タイトスカート、和服など）や履物（サンダルやスリッパ、すべりやすい靴など）への無関心さ

⑤転倒しやすい疾病や障害のある場合

　　視覚障害、聴覚障害、歩行障害、変形性膝関節症、不眠症、貧血、不整脈、起立性低血圧、高血圧症、脳血管障害、パーキンソン病、糖尿病性神経障害、脳神経疾患、認知症、など

⑥転倒しやすい薬剤の使用

　　睡眠薬、精神安定剤、風邪薬、降圧剤、抗うつ剤、複数の薬剤の使用などは、めまい、ふらつき、脱力感、立ちくらみ、眠気などの症状が出やすい。

**環境に要因がある場合**

①屋内の状況：ちょっとした段差、浴室などのすべりやすい床面、採光・照明の不足、不適正な家具の配置、整理整頓されていない室内、など

②屋外の状況：道路などの段差、バスの乗り降り、道路の横断、不法な駐車・駐輪、歩道橋・地下鉄の階段、など

③公共施設とその周辺の状況：

　　　　混雑している駅のホームや階段、エスカレーター、回転ドア、雨天時の道路、など

# ③ どんな転び方をしましたか？

### 転倒の方向と骨折の部位

　高齢者は、どんな転び方をして、骨折するのでしょうか。

**前に転ぶ率55%**：歩いていてつまずくと、足の動きが止まり、上体が前のめりになります。その際、反射的に反対の足を前に大きく踏み出し、体重を支えることができれば、転ぶことはありません。大きく踏み出せず、体重を支えきれないと転んでしまいます。前方に転んだ時のケガの部位は、膝、手（手首）腕などが多いとされています。体重のかけ方が悪いと、手首や上腕、鎖骨を骨折することがあります。

**横に転ぶ率30%**：夜、トイレに起きた時など、ふらついて足がもつれたり、電気のコードや座布団などに足をとられると、横転びが多くなります。倒れた側の腰（股関節の外側）に体重がかかりますので、大腿骨頚部や足首（足関節）を骨折しやすくなります。側方の転倒による大腿骨頚部の骨折は、寝たきりになる率が非常に高いとされています。

**後ろに転ぶ率15%**：浴室や雨でぬれたビルのエントランス、雪道などでは、すべって後ろに転倒します。後ろに勢いをつけて転ぶと腰椎の圧迫骨折や、頭部の打撲が多くなります。頭を反射的に起こすことができると頭を打つことはありませんが、くびを支える筋力が低下していると、頭をまともに打ち付けてしまいます。腰椎の打撲による圧迫骨折では、腰痛が続き、腰が曲がるなどの症状が残ります。

　骨折は、手術をし、患部を固定するため、日常生活が不自由になるだけでなく、大腿骨頚部の骨折のように、部位によっては寝たきりになる確率が高くなります。寝たきりになる原因には、骨折そのものよりも安静にしている間の体力の低下、転倒に対する恐怖心などから引きこもりがちになり、不活動状態が続くことが大きく影響しています。最近では、骨折しても安静にして寝ているのではなく、上体を起こし、動かせるところから動かすようにすることが回復を早めるとされています。

第8章　転ばないからだづくり──転倒予防、寝たきり予防に向けて──

図8-2　転倒の方向と骨折の部位

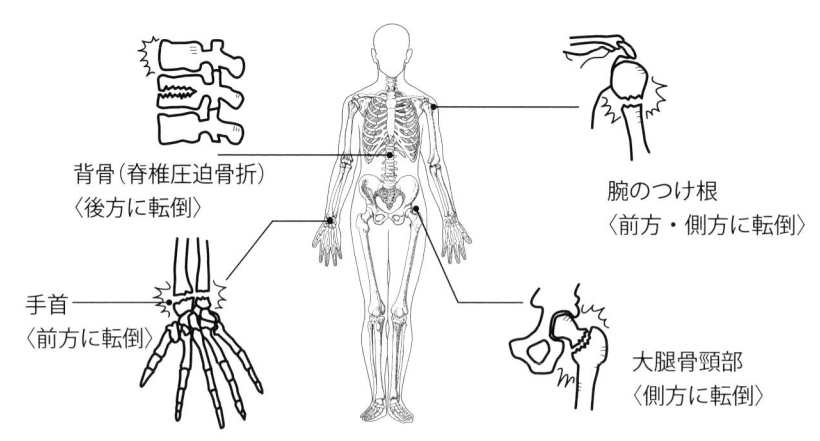

背骨（脊椎圧迫骨折）〈後方に転倒〉
腕のつけ根〈前方・側方に転倒〉
手首〈前方に転倒〉
大腿骨頸部〈側方に転倒〉

伊藤晴夫編『運動器疾患ナーシング』学習研究社、2001　より

## 自立度の高い人の転倒・転落

　全国老人クラブ連合会では、全国の会員2,903名を対象に転倒に関する調査を行なっています。（「家の中の転倒について」全国老人クラブ連合会、平成13年12月）

　調査対象のうち、要支援、要介護の人たちは4％程度で、ほとんどの会員は、自立度の高い人たちです。家の中でこの1年間に1回以上すべったり、つまずいたり、転んだりした経験のある人は36％、1,038人で、そのうちの半数以上、59％の人がケガや骨折をしていました。すべったり、つまずいたり、転んだりした理由は、段差があった（41％）、すべりやすかった（24％）、暗かった（14.7％）などですが、転んだ原因については、「自分の不注意」が最も多く、53％と約半数を占めています。若い頃、体力に自信があった人ほど、自分の体力や運動能力、とっさの場合の身のこなしなどを過信しており、からだの機能や運動能力が低下しているのに気づかないでいることが少なくありません。また、自立度の高い高齢者では、高いところからの転落も無視できません。高いところに物を乗せたり、降ろしたりする時、椅子や踏み台を使いますし、庭木の手入れをする時は、はしごや脚立を使います。転落は、作業に夢中になって無理な姿勢をしてバランスをくずした時におきています。ケガや骨折の危険度は転落の方がさらに高くなります。まさか、あの元気な人が…という事故も、ないわけではありません。

### 運動器不安定症の早期発見と予防

　高齢によりバランス能力および移動歩行能力の低下が生じ、閉じこもり、転倒のリスクが高まった状態を運動器不安定症といいます。日本整形外科学会他では、脊椎圧迫骨折や脊柱変形、下肢骨折、骨粗しょう症、変形性関節症など運動機能低下をもたらす疾患を持っている上に、日常生活の自立度が低く、要支援、要介護1.2に該当する人、さらに運動機能として開眼片脚立ちが15秒未満、あるいは 3m Timed up and go test で、椅子から立ち上がり、3m先のポイントを回って戻ってきて椅子に腰掛けるまでの時間が11秒以上かかる場合を、運動器不安定症とする診断基準を示しています。自分の状況がわかると、転倒を予測し、日常生活での危険を回避することもできますし、早速、筋力アップなどのリハビリを開始して予防に努めることができます。

# ④ 転ばないからだづくりのヒント

### バランス能力を維持する機能

　私たちのからだは、たくさんの骨が関節で連結されています。関節は球状で動きやすくできていますので、筋肉で骨を支えながら両足でつくる支持面の上に立位姿勢を保つのは容易なことではありません。

　バランス能力とは、姿勢の安定を保つ能力であり、それをつかさどっているのが、脳・神経系の働きなのです。脳・神経系の働きは、小学校の中・高学年までに大人の90％も発達するといわれているように、外界からたくさんの刺激を受け、そのつど、姿勢をコントロールするという経験をつむことで効率のよい姿勢反射経路が形成されます。子どもの時、たくさんの運動刺激を受けて遊んだ経験は、無意識のうちに姿勢反射機能を良くすることにつながっているのです。

　さて、「転ばない」とは、姿勢のバランスがくずれた時、とっさにそれを感知し、修正することができる、ということです。

## 第8章　転ばないからだづくり——転倒予防、寝たきり予防に向けて——

### 姿勢バランスのくずれを感知する機能

　姿勢がどのような状況にあるのか感知する機能は、大別して3つあります。その1つである内耳にある前庭器は、頭部の傾きを3次元でとらえ、前後、上下方向への加速度や重心加速度を感知します。もう1つは体性感覚で、これには皮膚感覚と筋感覚（筋肉、腱、関節、靱帯の伸張受容器）があります。皮膚感覚では、立っている時の足底の触覚と圧覚は、バランスのくずれを感知する重要な働きをしています。そして3つ目が視覚です。バランスがくずれると、網膜に映った画像のぶれとして感知します。これらの情報は、脳・脊髄（中枢神経）で受理され、必要な筋肉に司令が送られ、バランスを回復するのです。

　高齢者では、バランスをとる時、視覚に頼っている率が、若い人より高くなります。例えば閉眼片足立ちは、なかなかバランスがとれません。しかし、開眼片足立ちは、かなり長く立っていることができます。閉眼で立つと足底と下腿（膝から下）の筋群、ふくらはぎや前脛骨筋が、微妙に調整されているのに気づきます。小さな揺れの調整には、足底の皮膚感覚と下腿の筋群が関わっていると考えられています。

### すばやく支持面を広げ、重心を低くする

　姿勢の安定性は両足でつくる支持面の大きさと重心の高さに影響されます。大きくバランスをくずした時、私たちは反射的に足の位置を変えたり、1歩踏み出して転倒を防ごうとします。しかし、つまずいて大きくバランスをくずすと、加速がついているので、転倒速度に対応できず、踏み出すことも重心の位置を下げることもできず、転んでしまいます。

　高齢になると、体重がかかとの方にかかる傾向があり、足指や前脛骨筋を使わなくなるため、踏ん張りが利かなくなります。また、踏み出す1歩の歩幅が小さくなったり、すばやく踏み出すことができなくなるのです。

　転びそうになった時、立ち直るには、脳からの司令がすばやく筋肉に伝えられ、それに応えられる筋力とからだのしなやかさ、関節の可動域が必要です。また、姿勢の安定性は、両足でつくる支持面の大きさと重心の高さに影響されます。重心の位置は、ウエストのやや下方、背骨とおへその間くらいのところにありますが、転びそうになった時、

#### 図8-3　両足でつくる支持面の大きさ
両足を開くと支持面が広くなる。

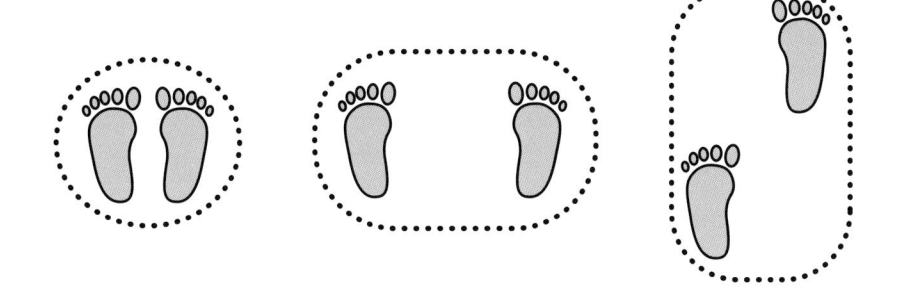

#### 図8-4　重心の高さと支持面の大きさ

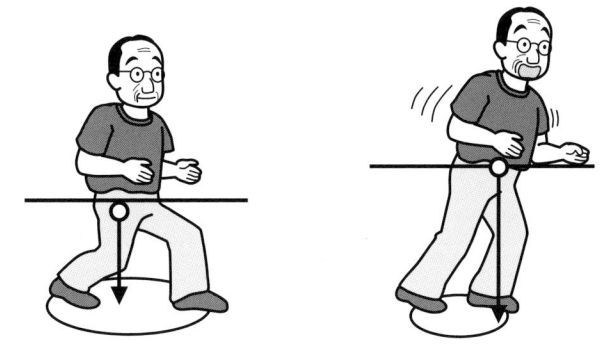

転びそうになったとき、大きく踏み出すと支持面が広がり、重心の位置も低くなり、安定性が保てる。
踏み出せないと、重心は支持面をはずれ、バランスが取れなくなって転倒する。

とっさに大きく1歩踏み出すと支持面が広がり、腰を低くすることで重心の位置も低くなり、安定性を回復することができるのです。

**背骨（脊椎）のしなやかさ**

　本来、背骨は、短骨がクッション性のある椎間板でつながっており、左右、前後、捻りの動きができるようになっています。ところが、高齢になると、からだが固くなり、特に背骨は、棒のようになってしまいます。強風が吹いても、しなやかな若木はめった

## 第8章　転ばないからだづくり──転倒予防、寝たきり予防に向けて──

に倒れることはありませんが、老木はまともに風を受け、倒れてしまいます。

　背骨が前後、左右、捻りの動きができるように、脊柱起立筋、腹筋、側腹筋、骨盤の周囲の大臀筋、下肢の筋群などを小さく、やさしく動かして、若木のようなしなやかさをとりもどしましょう。椎骨と椎骨の間から神経は、身体各部位に出ていきます。背骨がしなやかさをとりもどすための小さくやさしい動きは、神経系にもよい影響を与え、バランス能力も高まります。ゆりかごの動き、ブランコの動き、上体を捻る動きなどから（P.135〜137参照）、繊細な動きの効果に気づき、毎日、少しの時間を背骨のために費やしてください。

### 動きの可能性を広げる

　日常的な動作だけでは、動きの大きさ、からだの向き、進む方向などが限られてしまいます。「テーブルの上の新聞をできるだけ遠くからとる」「1日に1回は、鴨居に触ってみる」「左右から振り向いてどこまで見えるか」「椅子のそばに立って、片足を椅子の上にのせてみる」「立ったままで靴下を履く」…いろいろな動きを意識的に取り入れて、日常の生活動作を自主トレーニングに変えてみましょう。年をとると、いつの間にか動きが緩慢になり、メリハリがなくなり、動きに連続性がなくなります。「椅子から立ち上がる」、一呼吸おいて「歩き出す」ではなく「椅子から立ち上がり、歩き出す」、つまり、立ち上がったらもう足が前に出ている、という流れがあると、若々しく見えます。次の動きを予測しながら動くと、身のこなしがよくなり、動的な状態でのバランス能力が改善されます。動きの可能性を広げましょう。

# ⑤ 転倒予防のエクササイズ

## 椅子を使ってのエクササイズ

- 肘掛がなく、両足が楽に床に付く高さの重さのある安定した椅子を使います。
- よい姿勢で少し浅めに腰掛けます。椅子の背に寄りかからないようにしましょう。

### 図8-5　椅子に座ってウォーミングアップ

足関節をほぐしましょう。足首が固くなると、バランスが崩れた時、立ち直りができなくなったり、捻挫したりすることがあります。テレビを見ながら、気軽に足関節を動かしましょう。

①**足先を上げる**（トウ・アップ）
　かかとを床につけたまま、交互に足先を上げる。(10回)
　両足をそろえ、かかとを床につけたまま両方の足先をあげ、左右に開いて下ろす。
　足先を上げて、元の位置に下ろす。（5〜10回）

②**かかとを上げる**（ヒール・アップ）
　両足をそろえ、交互にかかとを上げる。(10回)
　両足のかかとを上げ、かかとを左右に開いて下ろす。
　かかとを上げて、元の位置に下ろす。（5〜10回）

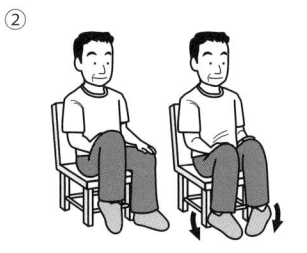

③**足踏みと膝かかえ**
　軽く足踏みをする。(10〜20回)
　交互に膝を抱える。（2〜4回）

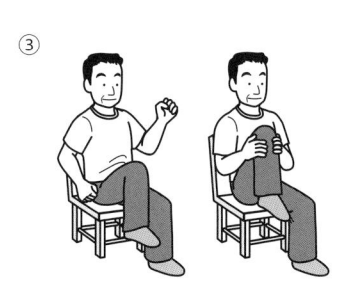

第8章　転ばないからだづくり──転倒予防、寝たきり予防に向けて──

## 図8-6　椅子に座って筋力アップエクササイズ

　無理して脚を高く上げる必要はありません。呼吸は止めないで下さい（力を入れる時、息を吐くようにします）。それぞれ3〜5回、繰り返しましょう。足首、膝、股関節などに障害がある時は、主治医に相談しましょう。

①腕と太もも（大腿筋群）の筋力アップ
　手を合わせて、膝の間に入れる。両方の膝で手をはさみ3〜5秒保持する。両手は、膝に抵抗して外に開くようにする。力を抜いて休む（5秒）。

②腕とふくらはぎ（下腿筋）の筋力アップ
　両手をももに乗せ、体重をかける。両方のかかとを上げ、3〜5秒保持する。力を抜いて休む（5秒）。

③太ももの前面（大腿四頭筋）とすね（前脛骨筋）の筋力アップ
　片脚を伸ばして上げる（5秒）。かかとを押し出しながら足先を上に向ける（5秒）、ゆっくりもとに戻す。休む（5秒）。以上を左右交互に行なう。

④ふくらはぎとすねの筋力アップ
　両脚を伸ばして上げる。足首を伸ばしたり（3秒）、曲げたり（3秒）を繰返す。ゆっくり下ろして休む（5秒）。

⑤太ももとお尻（大殿筋）の筋力アップ
　椅子に両手をおき両膝をつけ、同時にお尻の筋肉に力を入れ、膝を曲げたまま、両脚を床から上げる。3〜5秒保持する。椅子に寄りかからない。休む（5秒）。

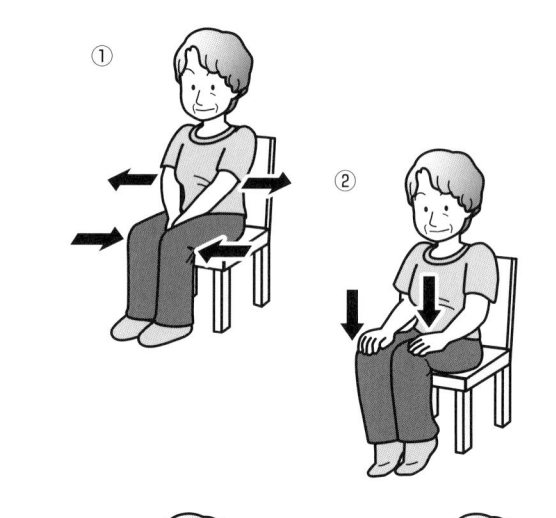

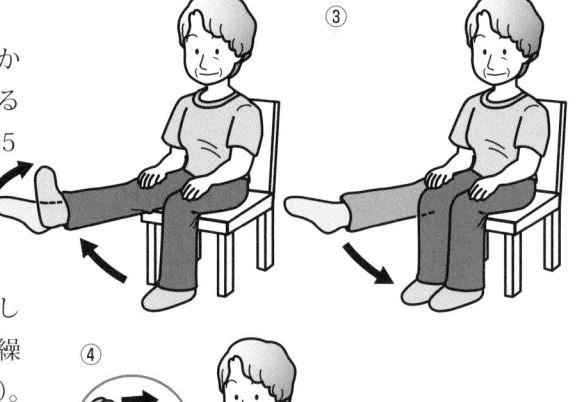

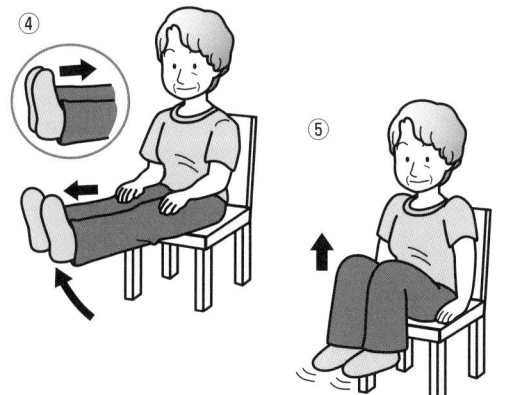

## 5 転倒予防のエクササイズ

#### ⑥背すじを伸ばす筋肉（脊柱起立筋）と膝を伸ばす筋肉（大腿四頭筋）の筋力アップ

椅子に浅く腰掛け、体重を無理なく載せることのできる位置に両足をおく。両足の間は10cmほどあける。両手はウエストまたは、両膝におく。

- 前傾して足で床を押すとお尻に力がはいり、腰が楽に持ち上がることを確認する。
- 前傾→両足で床を押す→腰が上がる→両足に体重を載せ膝を伸ばす→上体を起こす、を確認しながら立ち上がりのエクササイズを行なう（3～5秒）。
- 上体を前傾し、腰を後ろに引くようにして腰を下ろす（3～5秒）。10～15回繰り返す。日常生活でも行ないましょう。

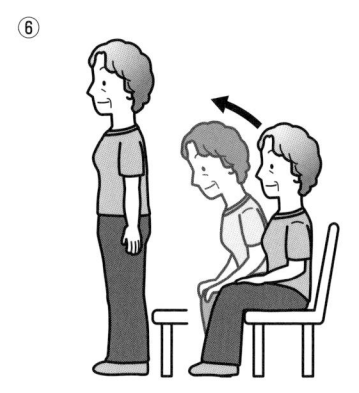

### 図8-7　椅子を使って立って行なう筋力アップエクササイズ

椅子の背に手をおいて行ないます。無理なくできるようになったら、両手をウエストにおいてやってみましょう。

#### ①背伸びのエクササイズ

両足のかかとを上げて、つま先立ちをする。拇指球（親指の付け根）で体重を支える。腹筋と大殿筋を軽く引き締め、全身を引き上げるように。（3～5秒）

ゆっくりかかとを下ろす（3～5秒）。（5～10回）

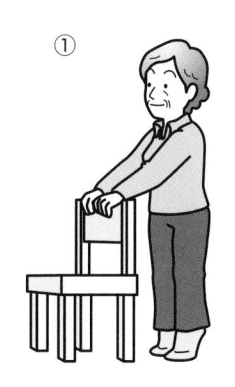

## 第8章 転ばないからだづくり──転倒予防、寝たきり予防に向けて──

### ②膝屈伸（大腿四頭筋）のエクササイズ
足の裏全体で床を押さえるようにして、両膝を曲げる。腹筋を軽く引き締めて、骨盤が傾かないようにする。膝と足先は、前方に向ける。膝は90度以上曲げない。（3～5秒）
上体を引き上げるようにして膝を伸ばし、立ち上がる（3～5秒）。（10～20回）

### ③お尻周辺（大殿筋）のエクササイズ
前に脚を軽く振り上げてから、大殿筋を使って脚を後ろに上げる（3～5秒保持する）。無理に脚を上げない。よい姿勢を保つ。（5～7回）

### ④骨盤周辺の筋肉（大腰筋・大腿筋群など）のエクササイズと片足立ち
左右交互に膝を上げる。腰を引き上げるように支持脚の膝を伸ばす。膝を無理に上げようとして支持脚の膝を曲げない。（10～15回）
片手を椅子の背におき、よい姿勢で片足で立つ（10秒）。交互に2回。
両手をウエストにおき、片足で立つ（20秒）。交互に2回。慣れてきたら徐々に時間を延ばす（目標1分）。

### ⑤腸腰筋・股関節周辺の筋肉のエクササイズ
椅子に片足をのせ、その足に体重をかけるように腰を前に押し出す（3～5秒保持）。足を下ろす。以上を同じ足で繰返す（5～10回）。反対の足で行なう。（5～10回）

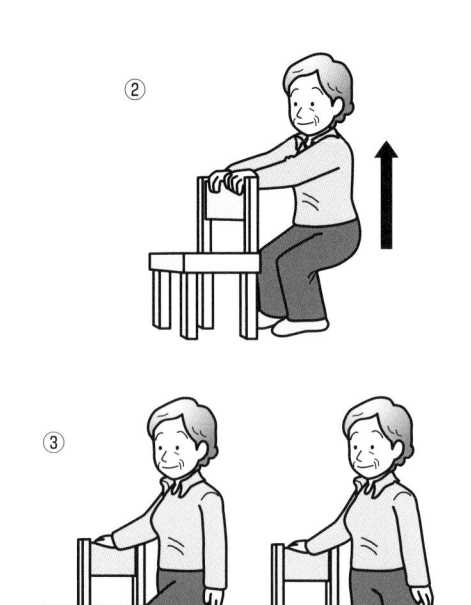

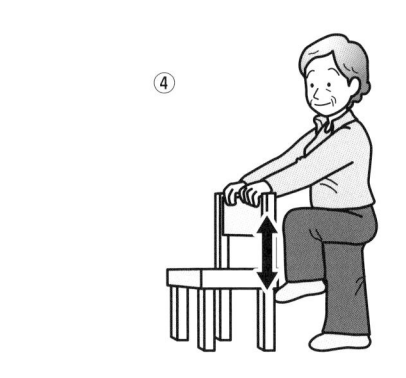

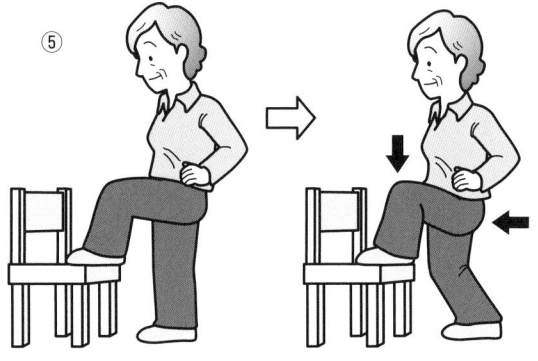

## 5 転倒予防のエクササイズ

### バランス能力を高めるエクササイズ

　ウォーキング・エクササイズやステップ・エクササイズは動的なバランス能力を改善します。進行方向を変えたり、曲線に歩いたり、後ろに歩くなど、日常の歩行では意識しない歩き方をすることによって、からだの動きをコントロールする能力が高まります。また、様々なステップを行なうことによって、普段あまり使わない股関節周辺の筋力アップが期待できます。さらに、足先、かかと、進行方向、リズムパターンなどを意識することによって脳・神経系が活性化し、総合的にバランス能力を高め、転倒を予防します。

### 図8-8　ウォーキング・エクササイズ

**①コーナー・ウォーキング**
　よい姿勢で8歩前進したら、右に90度方向を変える。これを繰り返して、32歩で元にもどったら、左方向に90度ずつ進行方向を変える。（8歩×4回）（右方向4回、左方向4回）

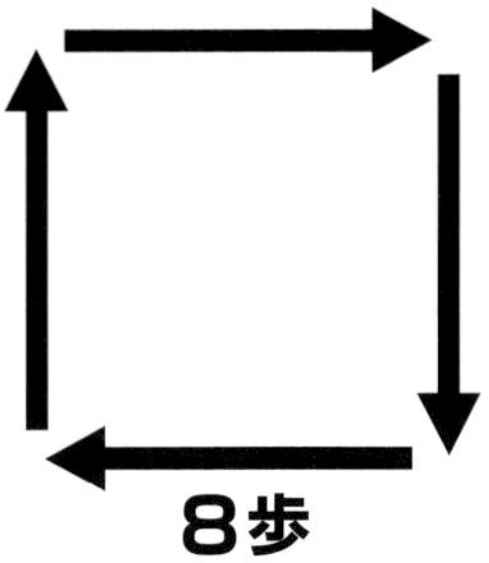

**②ライン・ウォーキング**
　床に1本の線が引かれていることをイメージして、線上から落ちないように8歩前進したら、後ろにある足からゆっくり4歩後退する。これを何セットか繰り返す。（後退する時、転倒しないように足先をつけ、かかとを下ろす。）

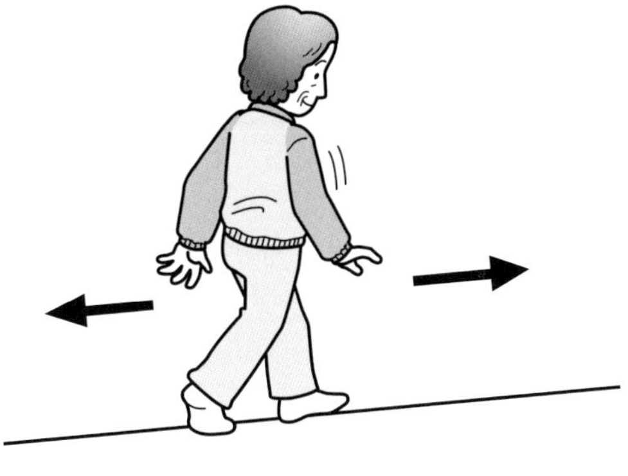

**③8の字ウォーキング**
　円をイメージしながら、右足から右まわりに8歩で円を描くように歩く。元の位置に戻ったら、その場で足踏み6歩、拍手2回。左足から左方向に円を描くように歩く。何回か繰り返す。

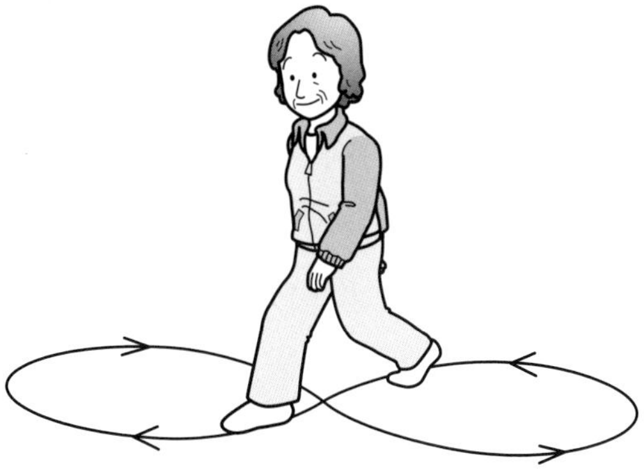

## 第8章 転ばないからだづくり──転倒予防、寝たきり予防に向けて──

### 図8-9 ステップ・エクササイズ

歩いて行なうエクササイズは、動的なバランス能力を改善します。後退するときは、ゆっくりとつま先〜かかとに体重をしっかり移しましょう。

①バレリーナ・ウォーク
　背伸びして、バレリーナ気分でつま先歩きを8歩したら、普通に8歩歩く。

②ジャイアンツ・ウォーク
　巨人のように大きな歩幅で4歩前進したら、普通に8歩歩く。または、ジャイアント・ウォーク4回、後ろの足から4歩ゆっくり後退する。

③サイド・ステップ（横歩き）
　右足を右に出し（ステップ）、左足を右足に揃える（クローズ）＝サイド・ステップ。
　サイドステップを右に4回、左へ4回を繰り返す。（2回ずつ方向を変える。交互に方向を変える。など）

④クロス・ステップ（交叉歩き）
　右足を左足の前に交叉する（クロス）。左足を左に移動する（ステップ）。
　右にクロスステップ4回、左へ4回。

⑤十字ステップ
　右足を前に（ステップ）、左足を揃える（クローズ）。左足を後ろに（ステップ）、右足を揃える（クローズ）。右にサイド・ステップ、左にサイド・ステップ。以上を、拍手しながら繰り返す。

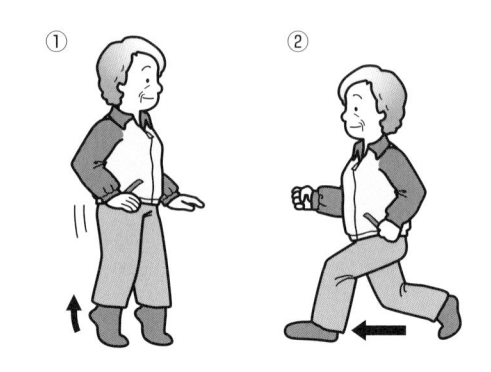

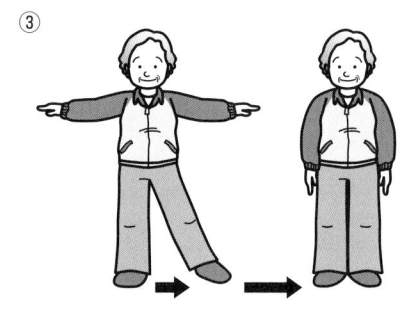

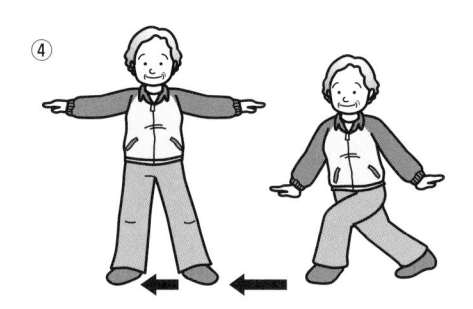

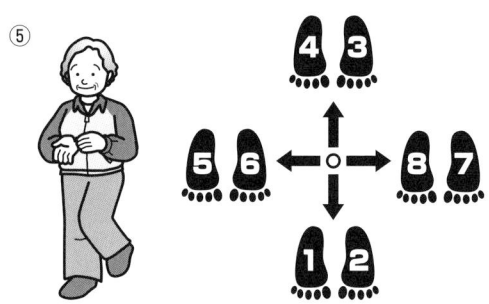

# ⑥ 可能性を広げる<br>　フェルデンクライス・メソッド

**習慣になっている日常動作、無意識に筋力に頼る**

　ところで、朝、目覚めた時、どのように起き上がっているでしょうか？　からだのあちこちがきしんでいる状態で、ヨイショと掛け声をかけながら、力に頼って起き上がっていないでしょうか？　食堂の椅子から立ち上がる時はどうでしょうか？　みんな、赤ちゃんの時は、クルンと軽く上手に起き上がれたのに、からだの使い方をすっかり忘れ、いつもの習慣にしたがって、無意識に筋力に頼り、無理にからだを動かしています。

**赤ちゃん体操（フェルデンクライス・メソッド）のすすめ**

　そこで、筋力が低下しても上手に動けるコツを見つける簡単な方法（フェルデンクライス・メソッド）を紹介しましょう。

　赤ちゃんの行動を観察すると、小さな動きを何度も何度も繰り返し、動き方を変え、他の部位の動きが加わり、いつのまにか、大きな動きをいとも簡単にやりとげてしまいます。3～4ヵ月の赤ちゃんが、一人で楽しそうに手を握ったり、開いたり、その手を珍しそうに見つめながら、両手を交互に伸ばし、その動きに合わせるかのように頭を左右に動かしています。脚を曲げたり、伸ばしたりしながら、背中を反らせ、足の裏で床を何度も押しているうちに、みごとにクルッと寝返りができます。誰にも教わることなく、各部位の動きを無理なく連携させ、ごく自然に寝返りができたときのうれしそうな顔を想像してください。

　フェルデンクライス・メソッドでは、心地よい動きを繰り返しながら、全身の骨格や筋肉がどのように連携して動いているかを体験することで脳・神経系を活性化させ、より自然で質の高い動きを身につけることを体験します。活性化された脳は、日常生活での無駄な動きや力の使い方に気づき、どうすれば余分な力を使わず、効率よく楽に動くことができるかを学習していくようになります。床に寝転んでからだを動かしますので、ある老人ホームでは、「先生、"赤ちゃん体操"をやりましょう」と大変好評です。

## 第8章　転ばないからだづくり──転倒予防、寝たきり予防に向けて──

### フェルデンクライス・メソッドとは

　創始者、モーシェ・フェルデンクライス（1902～1984年）は、旧ロシア領ポーランドに生まれ、14歳の時パレスチナに移住。その後、パリのソルボンヌ大学で物理学を学び、博士号を取得した後、ジョリオ・キュリー研究所で物理学の研究に従事しています。彼は、早くからからだの動きと心的過程に関心を持ち、大脳生理学、解剖学、神経生理学、系統発生学などを学び、東洋の思想にも興味を寄せ、講道館の嘉納治五郎から柔道の手ほどきを受け、黒帯となり、柔道に関する著書も書いています。その後、スポーツや兵役で悪化した膝の障害を、科学者としての観察力と広範な学術的知識で克服したことをきっかけに研究を続け、「心地よいからだの動きを通して脳を刺激し、活性化させることによって、自分の可能性に気づき、さらによい生き方をめざすという自己開発の方法」を発見し、1940年代には、フェルデンクライス・メソッドとして体系化しました。現在、彼のメソッドは、教育、芸術、医療など幅広い分野で注目を集めています。

### からだの上手な動き方を自分で学ぶ

　からだの上手な動き方を学ぶことは、高齢者にとって、自分の可能性に気づき、生きていく上での大きなよりどころになります。レッスンには、グループレッスンと個人レッスンがあります。グループレッスンは、指導者の言葉による働きかけで、からだを動かし、気づきを深めていきます。最初に床に仰向けになり、床とからだの接触している状況を確認してから始めます。途中でも何度か床とのコンタクトをチェックします。小さな動きが連携し、全身に広がっていくことに気づきながらレッスンを進めていくうちに、からだと床とのコンタクトが変化していくのがわかります。レッスン終了後は立ち上がり、歩いたり立ち止まったりしながら、効果を確認します。個人レッスンは、指導者のソフトなタッチングによる働きかけで、からだへの気づきを深める方法です。

　レッスン中は、次のことに留意します。

「ゆったりと呼吸をする。呼吸が止まるような動きをしない。」

「他人の動きを模倣しない。」「大きく動こうとしない。」「速く動こうとしない。」

「無断な力を使わない。」「からだのそれぞれの部位が連携して動くことに気づく。」

「呼吸にあわせて、1回ずつゆっくり動き、無意識に繰り返さない。」

## 6 可能性を広げるフェルデンクライス・メソッド

> フェルデンクライス・メソッドのレッスン

　レッスンは、左右どちらから行なってもかまいません。痛みやこわばりのない方から始めます。痛みがある場合、感じない程度に小さく動かすか、イメージだけでレッスンをします。

### (1) 床に仰向けになって

> **レッスン1**　からだを詳細に観察する＜床とのコンタクト＞

　仰向けで「からだが床にどのようにコンタクト（接触）しているか」を観察します。仰向けになると、重力に抵抗する必要がないため、からだの状態を把握しやすくなり、多くのことに気づくことができます。そのため、（レッスン1）はレッスンの前や途中、終わりに、随時からだの変化に気づくレッスンとして取り入れます。

①床に仰向けになり、無理のない姿勢でリラックスします。（必要に応じて、バスタオルなどを折りたたんで、頭の下。膝の下などに入れます。）

②かかと、ふくらはぎ、膝の下、ももの後ろ、腰、ウエストの後ろ、背骨、背中、肩甲骨の周辺、首の後ろ、肩、肩～肘、肘～手、頭の後ろ、の順に床とのコンタクトをチェックします。

③正中線に沿って、左右で比較し、床とのコンタクトだけでなく、重さ、長さ、硬さなどにも気づきましょう。

④どんな呼吸をしていますか？　呼吸の深さ、速さに気づき、ゆっくりと深い呼吸を繰り返します。ゆったりした呼吸をすることで、からだに何か変化が感じられますか？

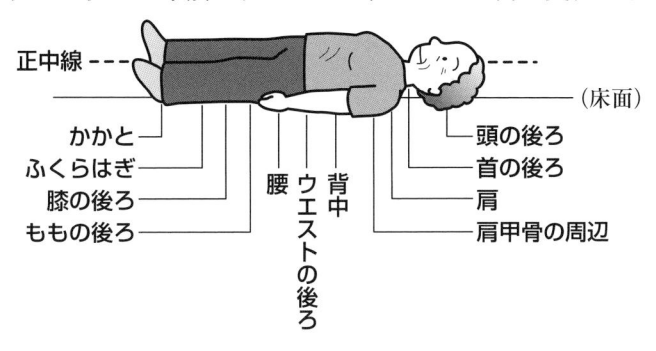

## 第8章　転ばないからだづくり──転倒予防、寝たきり予防に向けて──

> **レッスン２**　小さな力で動けることに気づく＜膝を立てる＞

①呼吸を楽にして、床とのコンタクトをチェックします。（レッスン１）

②左足をそっと小指側に倒し、元に戻します。数回繰り返し、膝の向き、股関節の動きを意識します。

③左足を小指の方に倒したら、かかとと膝がなるべく床から離れないように膝を曲げ、かかとをお尻に近づけます。２〜３回繰り返してから、小指側を支点にして、足の裏を床につけ、膝を立てます。左足が安定する場に足を移動させます。

④左足に体重をかけたまま、ゆっくり静かに膝を伸ばし、最後にストンと力を抜きます。数回繰り返し、休みます。からだの変化をチェックします。（レッスン１）
右でも同様に行ないます。全体をイメージしてから始めます。

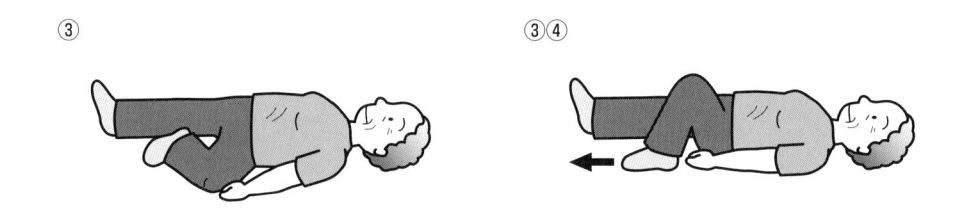

> **レッスン３**　小さな力で、大きな部位を動かす＜骨盤のゆりかご＞

①呼吸を楽にして、床とのコンタクトをチェックします。（レッスン１）

②左膝を立て、安定した位置に左足を移動させます。（レッスン２）

③左足で床を押すと、床からの力が膝に伝わり、大腿骨に伝わって、骨盤の左側が軽く引き上げられているのに気づきますか？　押すことを止めると骨盤は元に戻ります。床をできるだけ小さな力でゆっくり押す動きを数回繰り返し、膝を伸ばして休みます。

④右足でゆっくり数回繰り返して休みます。からだの変化をチェックします。

⑤両膝を曲げ、安定した位置に両足をおきます。両足、両膝の間は10〜20cm離します。

⑥左足、右足と交互にゆっくり床を押すと、骨盤はゆりかごのように左右に揺れます。お腹、胸、肩、首の力を抜いて、上半身も一緒にゆりかごの動きに同調させます。

## 6 可能性を広げるフェルデンクライス・メソッド

⑦片足ずつ膝を伸ばし、リラックスします。（床とのコンタクトをチェック）

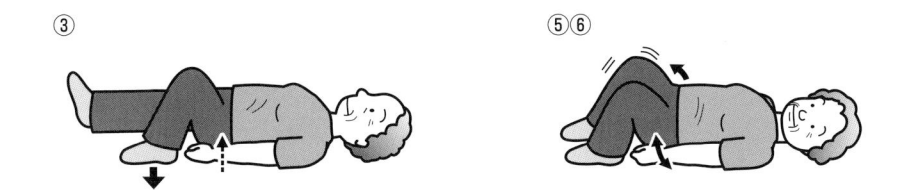

| レッスン4 | 肩甲骨の動きに気づく＜しなやかな背中＞ |

①床とのコンタクト、呼吸を調べます。（レッスン1）

②右の肩甲骨をゆっくり、いろいろな方法で軽く床に押し付けます。呼吸に合わせて、数回繰り返し、休みます。からだの変化をチェックします。（レッスン1）

③右手を静かにゆっくりとお腹に乗せ、胸、口元へと移動させ、肘を伸ばして、手を天井の方に上げます。

④天井から下がっている紐をイメージし、軽くつかまります。上から軽く引き上げられるイメージで腕を伸ばすと、肩甲骨は、床から引き上げられます。方向を少しずつ変えながら数回繰り返し、この動きがどこに影響しているか、呼吸、頭の動き、胸の動き、背中の動きなどをチェックします。

⑤手を口元、胸、お腹、床に戻して休みます。（床とのコンタクトをチェック）

⑥左でも同様に行ないます（②③④⑤）。

⑦両手で交互に行ないます（④⑤）。数回繰り返し、リッラックスして休みます。からだの変化をチェックします。（レッスン1）

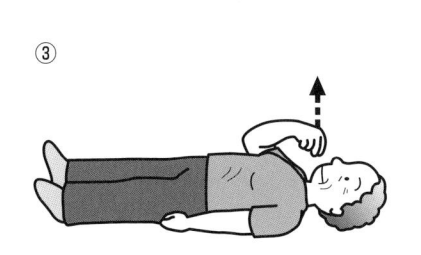

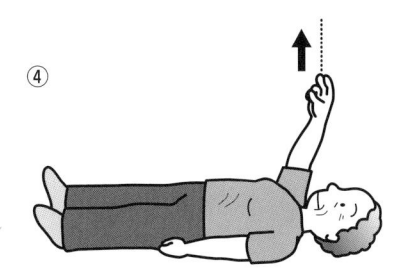

第8章　転ばないからだづくり──転倒予防、寝たきり予防に向けて──

> レッスン5　各部位は連動し、一体となって動く＜小船の動き＞

①呼吸を楽にして床とのコンタクトをチェックします。（レッスン1）

②両膝を立て、両手を天井の方に上げます。

③両足で交互に床を押しながら、両手を交互に天井の方に伸ばします。波間に漂っている小船をイメージしながら、各部位が連動し、一体になって動くことに気づきましょう。

数回繰り返し、リラックスして休みます。床とのコンタクトをチェックします。

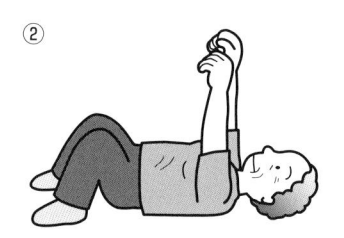

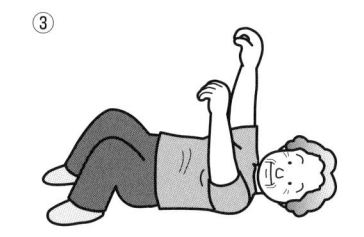

（2）床に横向きになって

> レッスン6　頭が動きをリードする＜手で頭をころがす＞

①左を下にし、両膝を重ねて、横になります。必要に応じて、頭の下に枕になるものをいれます。

②右手を額に乗せ、背中の方向に右肘を引くようにして、頭をゆっくり転がし、元に戻します。呼吸が止まらないようにして、数回繰り返します。

③仰向けで休みます。（レッスン1）

　同様に右を下にして行ないます。

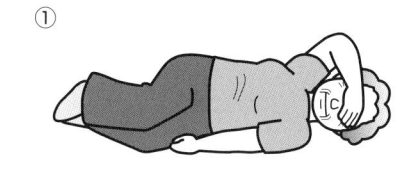

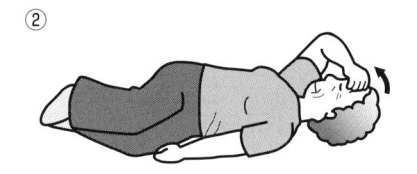

## 6　可能性を広げるフェルデンクライス・メソッド

> レッスン7　頭の動きで、見える範囲が広がる＜しなやかな胸と背中＞

①横向きになり、両手を重ねます。

②右肘を上げ、腕を天井の方に伸ばします。頭を楽に動かして、常に手先を見るようにします。右手を背中の後ろの床に向けて下ろしていき、元に戻します。頭を楽に動かし、手を見るようにします。3〜5回繰り返します。

③左手の位置に戻し、背中を丸くして休みます。手を動かしている間は、無理のない範囲で頭を動かし、右手を見るようにします。以上を数回繰り返します。

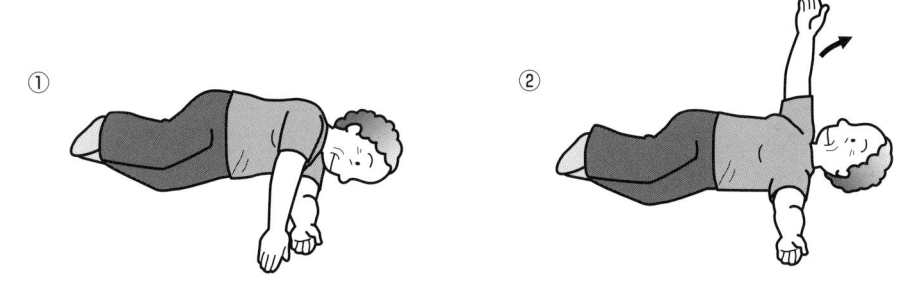

④仰向けで休みます。（レッスン1）反対方向にも行います。

> レッスン8　動きを連携させ、起き上がる＜動きの方向を探る＞

①床に仰向けになり、両膝を立てます。（レッスン3）右手を天井の方向に上げます。

②右足で床を押して両膝を左に倒し、同時に頭を回しながら、右手を左の床におきます。数回繰り返して、右手の位置を確認します。

③右膝を下方に引く動きに同調させ、右手で床を押して、上体を起こします。この時、左手も床を押します。楽に起き上がれる方向を探って、上体を起こします。

④動きを元に戻すようにして、膝を立てたまま、床に仰向けになります。
左に転がって起き上がります。交互に2〜3回、繰り返します。

⑤仰向けで休みます。（レッスン1）

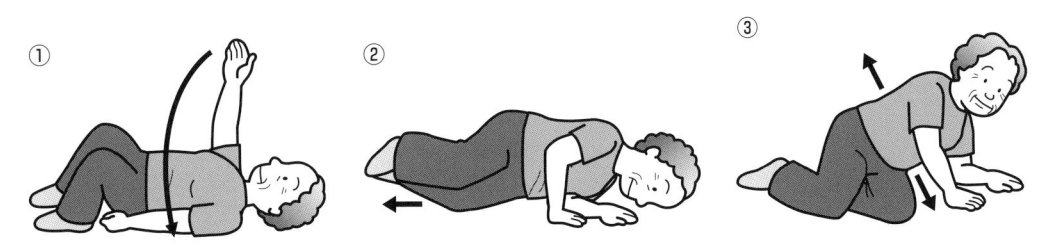

## 第8章　転ばないからだづくり──転倒予防、寝たきり予防に向けて──

### レッスン9　立ち上がって歩く＜立位でからだをチェック＞

　レッスン9は、レッスン終了時に立位でからだの変化をチェックし、日常動作への効果を確認します。仰向けでチェック（レッスン1）した後で、立ち上がります。

①ゆっくり立ち上がり、足裏と床とのコンタクトを感じ取ります。足全体でからだを支えているか、バランスよく立っているかをチェックします。身長、目線の位置、姿勢、呼吸などをチェックします。

②上体を左右に捻って、上半身の動き、視野などをチェックします。

③両腕を交互にゆっくり上に伸ばし、腕が軽く感じられるか、楽にどこまで伸びるかなどをチェックします。

④ゆっくり歩きながら、からだのバランス、呼吸、歩調、足裏と床とのコンタクトなどをチェックします。

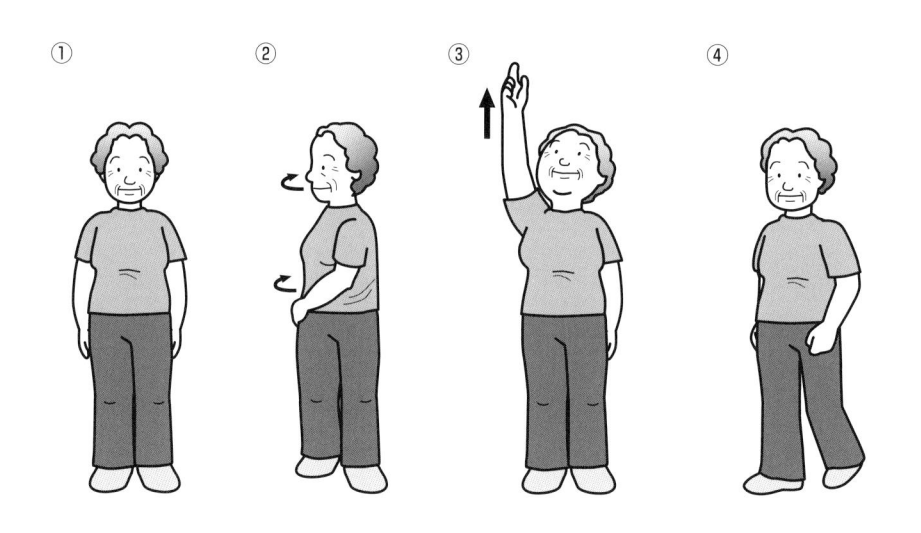

## （3）椅子に座って＜ネコのようにしなやかな背骨＞

　足裏が床につく高さで、安定した肘掛けのない椅子を使います。椅子が高すぎる場合は、足の下にマットなどを敷いて調整してください。よい姿勢で<u>椅子に浅めに腰掛けます</u>。しなやかな背骨は、動きを調整し、転ばないからだをつくります。

　首や背中に痛みのある時は、最小の動きか、イメージだけでレッスンをしましょう。

### レッスン10　坐骨を上げて側屈する＜ゆりかごのエクササイズ＞

①左の掌を上にして、左の坐骨の下に入れます。左の足で床を押すと坐骨が少し上がるのに気づくでしょうか？　足の力を抜くと、坐骨は元に戻ります。呼吸にあわせて、小さくゆっくり4〜5回繰り返し、休みます。（椅子とのコンタクトをチェック）

②同様に左足で床を押し、その力が坐骨を通り、背骨に伝わるのを感じ取ります。体重は、右の坐骨に乗っていることに気づきます。4〜5回繰り返します。

③同様に左足で床を押し、体重が右の坐骨に乗ったら、右肋骨の間を開くようにして、頭を左に傾けます。左足の力を抜いてゆっくり元の姿勢に戻ります。呼吸に合わせ4〜5回繰り返しましょう。少し休んでからだの変化に気づきましょう。

④右で同様に行ないます。少し休みましょう。

⑤両手を膝におき、ゆりかごのイメージで左右交互にゆっくり行ないます。足で床を押す動きが坐骨、背骨、肋骨、頭へ繋がっていくのを感じましょう。

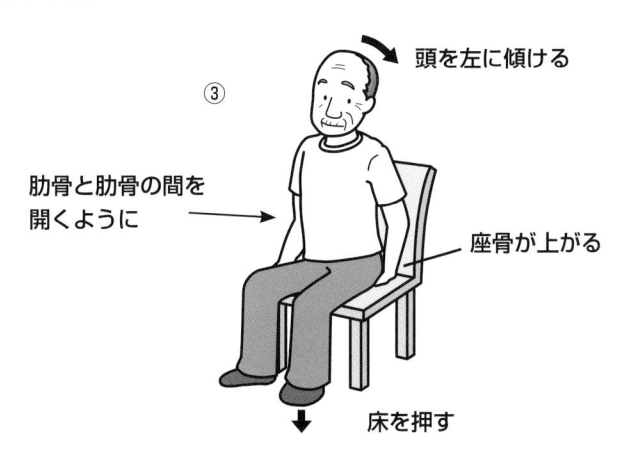

第8章　転ばないからだづくり──転倒予防、寝たきり予防に向けて──

> レッスン11　　楽に立ち上がる＜ブランコのエクササイズ＞

①両手を腿におき、息を吐きながら背中を丸め、背もたれに背をつけるようにして、お腹を覗きます。

②背筋を伸ばし、両足の裏で床を押すと、左右の坐骨が少し上がります。①②を繰り返し、両足の裏で床を押すと坐骨が上がり、背骨を通って、頭まで動きが伝わり、背筋が伸びることに気づきましょう。

③両足で床を押し、背筋が伸びる時、からだを少し前傾させると、坐骨が椅子から離れ、体重が楽に両足に乗ります。体重が乗りやすいように両足の位置を調整しましょう。ブランコをこぐイメージで、両足で床を踏み、やや前傾して、背筋を伸ばし、両足に体重を乗せ、坐骨を上げて、膝を伸ばす。腰を下ろして、背中を丸めるという一連の動きを繰り返しながら、楽に立ち上がれる方法を見つけましょう。

④少し休んで、しなやかな背骨の動きを感じましょう。

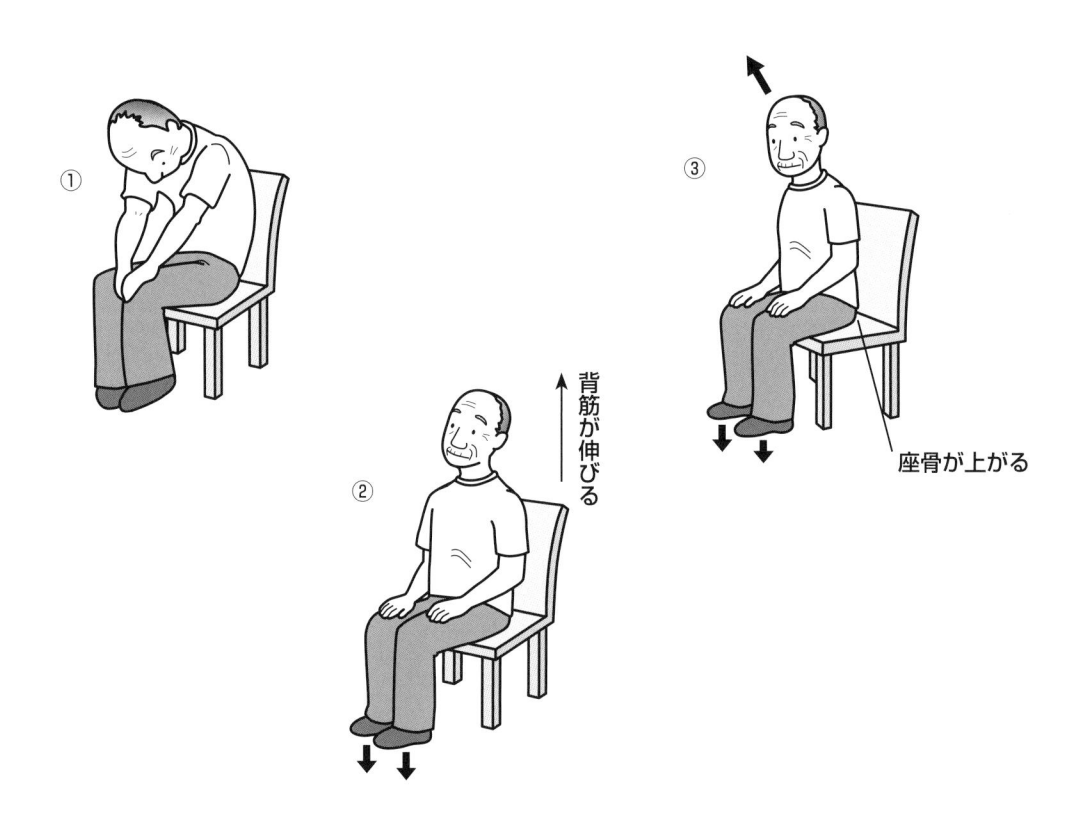

## 6　可能性を広げるフェルデンクライス・メソッド

| レッスン12 | 膝を動かし、骨盤を捻る＜ふりむくネコのエクササイズ＞ |

①ゆっくり左を向き、右を向いて、どこまで見えるか確認しましょう。

②両手を膝に置きます。右足で床を押しながら、右膝を小さく前に押し出し、元に戻します。4〜5回繰り返し、骨盤が小さく左に回転するのに気づきましょう。

③前を向いたまま、左の肩を後ろに引いて元に戻します。4〜5回繰り返します。

④右膝を前に押し出し、左の肩を後ろに引いてから、ゆっくり頭を左に回します。ゆっくり頭から元に戻します。2〜3回繰り返します。

⑤前を向いたまま、2〜3回、左に目を動かし、右に目を動かします。

⑥膝を前に押し出し、右肩を引いて、ゆっくり頭を回し、目を右に動かします。ゆっくり元に戻します。少し休みます。

⑦同様に左膝を動かし、右にからだを捻り、ふりむきます。

⑧左右交互にからだを捻り、少しずつ斜め上を見上げるようにします。見える範囲はどれだけ広がったでしょうか？

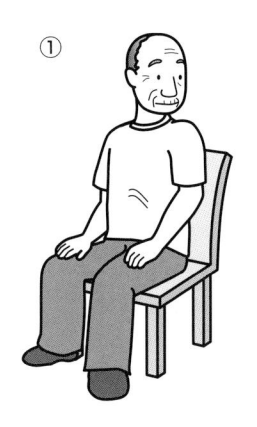

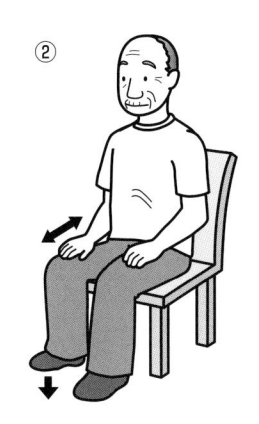

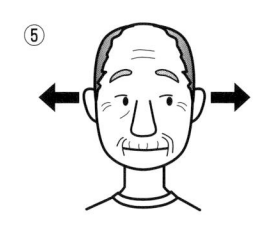

137

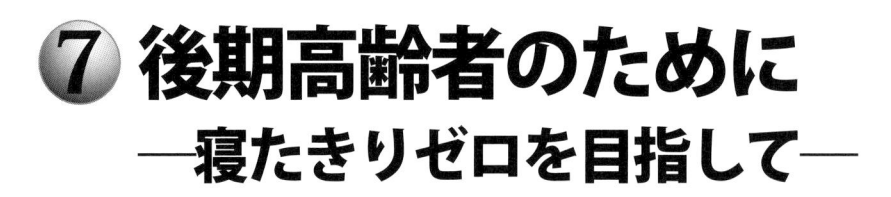

第8章 転ばないからだづくり──転倒予防、寝たきり予防に向けて──

# ❼ 後期高齢者のために
## ─寝たきりゼロを目指して─

**後期高齢者の元気づくり**

　90歳を超えてなお現役の医師を続け、講演や執筆も精力的に行なっておられる日野原重明先生（聖路加国際病院理事長）は、75歳以上の人たちを対象に、人生を前向きに生きようと「新老人の会」を結成され、賛同する人たちの輪が広がっているそうです。長生きするだけでなく、どんな生き方をしていくのかに価値観を見出そうとする人が増えつつあります。90歳、100歳の元気な人たちにお目にかかり、そのつど感じることは、「姿勢がよく歩き方が速い」「好奇心が旺盛でおしゃれ」「生き方にこだわりがある」「話し好きで話題が豊富」など、見習いたいことばかりです。健康法についても、それぞれ自分にあった食生活や自己流の体操などを、長年にわたって無理なく継続している人が少なくありません。

**80歳からでも遅くない**

　80歳代、90歳代の方々から、貴重な体験や感想を寄せていただきました。「80代も半ばを過ぎると、一日一日、体力の落ちていくのがわかる。」「昨日できたことが今日できるとは限らない。」「毎日意識的にからだを動かしていないと、動けなくなる。」「転ぶのではないかと心配で外に出られない。」「寝たきり予防体操を近所で指導してもらいたい。一人だとどうしてよいかわからない」など、この年代の不安な気持ちが伝わってきます。高齢になるほど、意欲や気力といった心の持ち方が大切ですが、一人だと行動も保守的になり、気持ちはあっても行動に移せない人が少なくありません。地域での働きかけやサポート、そして仲間の存在が効を奏するのではないかと思います。80歳からでも決して遅すぎることはありません。できそうだと思える体操を、無理せず赤ちゃんの離乳食のように毎日少しずつやってみましょう。1週間続いたらもう1週間というように、2、3週間続けてみると、思った以上にからだが軽く動きやすくなっていることに気づくでしょう。

## 7 後期高齢者のために―寝たきりゼロを目指して―

### 効果をあげるには、頻度と継続、仲間との出会いがカギ

「75歳を過ぎてから何度か転びそうになったのですが、運動すれば転ばなくなりますか？」と度々聞かれます。そこで、有料老人ホームに入居されている75〜85歳の高齢者（女性22名）に協力していただき、運動の効果を調べることにしました。高齢者向けの6種目の体力測定とバランス能力を見るために重心動揺度の測定を行なった後、週1回、1時間の運動教室に3ヵ月間参加したグループと参加しなかったグループで比較しました。プログラムは、ストレッチ体操、軽い筋力アップ、リズム体操、ウォーキング、ゲームなどで、筋力アップの運動は、それぞれが普通からややきついと感じられる程度の回数に設定しました。3ヵ月後に再度測定を行って比較したのですが、体力の改善はほとんど見られませんでした。1週間に1回では運動効果を上げることは難しいのです。

そこで、測定項目とプログラムはそのままで、週3回、1時間の運動教室を7ヵ月続けてみました。その結果、握力以外の測定項目に改善が見られ、6種目の得点合計は統計的にも有意に向上しました。特に6分間歩行の距離は、508.8mから577mになりました。また、重心の位置が前方に移動し、安定度が増し、バランスがよくなっていました。つまり、後期高齢者にとっては、頻度と継続が体力維持のカギを握っていることがわかったのです。また、教室に参加することによって、コミュニケーションの機会が増え、一緒に外出したり、クラブ活動に参加するなど、仲間との出会いが、生活全体を活性化す

表8-1 後期高齢者の運動プログラムの効果（週3回、7ヵ月継続）

| 測定種目 | 運動プログラム参加者 | | | | 測定のみ参加者 | | | |
|---|---|---|---|---|---|---|---|---|
| | 1回目 | | 2回目 | | 1回目 | | 2回目 | |
| 握力 | 22kg | 3.31 | 21.5kg | 4.0 | 18.4kg | 2.80 | 17.8kg | 2.0 |
| 上体起こし | 3.9回 | 3.62 | 6.0回 | 4.94 | 1.0回 | 2.24 | 3.5回 | 4.36 |
| 長座体前屈 | 38.0cm | 7.51 | 40.4cm | 10.45 | 35.0cm | 4.47 | 37.6cm | 5.86 |
| 開眼片足立ち | 26.3秒 | 35.29 | 42.5秒 | 43.89 | 13.8秒 | 7.16 | 33.6秒 | 26.75 |
| 10m障害物歩行 | 8.5秒 | 1.26 | 8.2秒 | 1.06 | 9.5秒 | 1.78 | 9.2秒 | 1.36 |
| 6分間歩行 | 508.8m | 40.96 | 577.1m | 61.03 | 512.6m | 47.64 | 512.0m | 55.41 |
| 総合得点 | 28.9点 | 6.78 | 33.8点 | 8.73 | 24.6点 | 2.30 | 28.0点 | 1.00 |
| 重心の位置 | 31.6% | 9.59 | 35.4% | 8.45 | 34.9% | 4.40 | 32.3% | 14.10 |

（資料：順天堂大学　丸山祐司　武井正子）　　　　　（数値は左が平均、右がSD）

ることもわかりました。

**後期高齢者の運動プログラム　介護予防に向けて**

　最近、高齢者の介護予防や転倒予防の運動教室が各地で開催されています。筋力をつける運動がプログラムの中心になっていますが、筋力をつけるには、一人ひとりに対応した運動メニューで一定期間、継続しなければ効果をあげることはできません。また、筋力がアップしても、日常生活での自立度が改善されなければ意味がありません。

　介護予防に向けて、後期高齢者の運動プログラムでは、次のことに留意します。

①**安全に配慮すること**

　高齢になるほど、体力や健康状態だけでなく、日常生活動作（ＡＤＬ）の個人差が大きくなってきます。骨粗しょう症、丸背、腰痛、変形性膝関節症なども増えてきますので、安全に運動ができるように、転倒しないように、安定した椅子や手すりなどを使います。またマット、クッション、座布団などを準備し必要に応じて使います。指導スタッフは、運動指導のアシスタント、ボランティアなどを含め、できるだけ、複数のスタッフで行なうようにします。時には、マン・ツー・マンで補助することも必要になります。

　運動する環境を安全に留意して高齢者の目線でチェックします。空調などの調節もこまめにする必要があります。

②**日常生活動作の改善に役立つ運動内容を取り入れ、関心を持ってもらうこと**

　寝返り、起き上がる、座る、立つ、歩く（移動する）、衣服の着脱など日常生活動作がスムーズにできることを意識して運動プログラムを構成します。

③**運動量よりも運動の質に留意して**

　つい効果を期待して、回数や時間など運動量を増やしますが、予備力が低下していますので、少し無理しただけでケガをする可能性があります。姿勢、動かし方、テンポなど運動の質に留意しましょう。

④**筋力に頼るのではなく、筋力を上手く利用できるようにすること**

　特定の筋力に頼るのではなく、いろいろな部位が上手く連携して力を発揮することに気づくように、ヒントを与えることが大切です。

第9章

# いつまでも今の体力を保持する

―高齢者の体力測定―

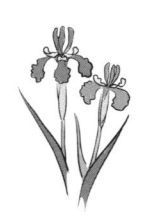

1．高齢者の体力
2．高齢者の体力測定
3．高齢者の体力測定は6種目
4．楽しく安全に体力測定を
5．自分の体力は自分で評価
6．体力測定の結果を生かす
7．家庭でできる体力測定

第9章　いつまでも今の体力を保持する──高齢者の体力測定──

# ① 高齢者の体力

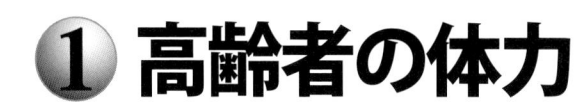

**加齢とともに低下する体力**

　一般に体力は加齢と共に低下します。図9-1は、20歳の体力を100とした時、加齢に伴って、体力はどのように低下していくかを示したもので、測定項目によって低下傾向が異なるのがわかります。握力のように日常生活と関連のある体力は、70歳になっても70％程度保持されていますが、腕の筋力が関わっていても、腕立伏せやボール投げのような非日常的な体力は、大きく低下しています。また、閉眼片足立ちは、平衡性、すなわちバランス能力を知るための測定項目ですが、30歳以降急速に低下し、60歳では30％、70歳では20％未満になってしまいます。このことから、加齢と共にバランスをくずし、転びやすくなることがわかります。脚筋力や垂直跳び（瞬発力）、反復横跳び（敏捷性）は、同じような低下傾向を示しています。脚筋力や垂直跳びは、70歳で40～50％も低下してしまいます。立位体前屈（柔軟性）は、20歳代から大きく低下しています。

**体力低下の要因**

　これまでの研究では、筋力は30歳代から低下し始め、高齢期になると40～50％も低下するとされています。その要因は、筋量の減少です。男性では、思春期以降、男性ホルモンの影響で筋力トレーニングの効果が顕著にあらわれ、筋肉質の逞しいからだになりますが、中高年期になると、運動量だけでなくホルモン量も減少し、筋肉は細くなり、筋力は低下してきます。女性は、男性に比べてもともと筋量が少ない上、更年期以降、蛋白質を合成する働きが低下するため、さらに筋量が減ってしまいます。また、筋線維には、速筋線維と遅筋線維がありますが、速筋線維が先に萎縮するため、敏捷性や瞬発力が低下し、素早い動作ができなくなります。脳・神経系の機能が低下すると、情報の伝達速度が低下し、素早く動作を起こすことや動作をコントロールすることが難しくなり、身のこなしが悪くなってきます。しかし、最近の高齢者のトレーナビリティ（トレーニングの可能性）に関する研究では、体力の低下は、加齢よりも運動不足の影響が大きいとされ、高齢者でも運動することによって体力を維持・改善できることが報告されて

## 1 高齢者の体力

います。一方で、安静、あるいは、不活動な状態が続くと、急激に体力が低下し、深刻な状況になりかねないことが指摘されています。特に後期高齢者では、短期間の入院でも、日常生活の自立度を低下させることにつながります。したがって、自分の体力を知って、それを低下させないように適度にからだを動かすことが、大切なのです。

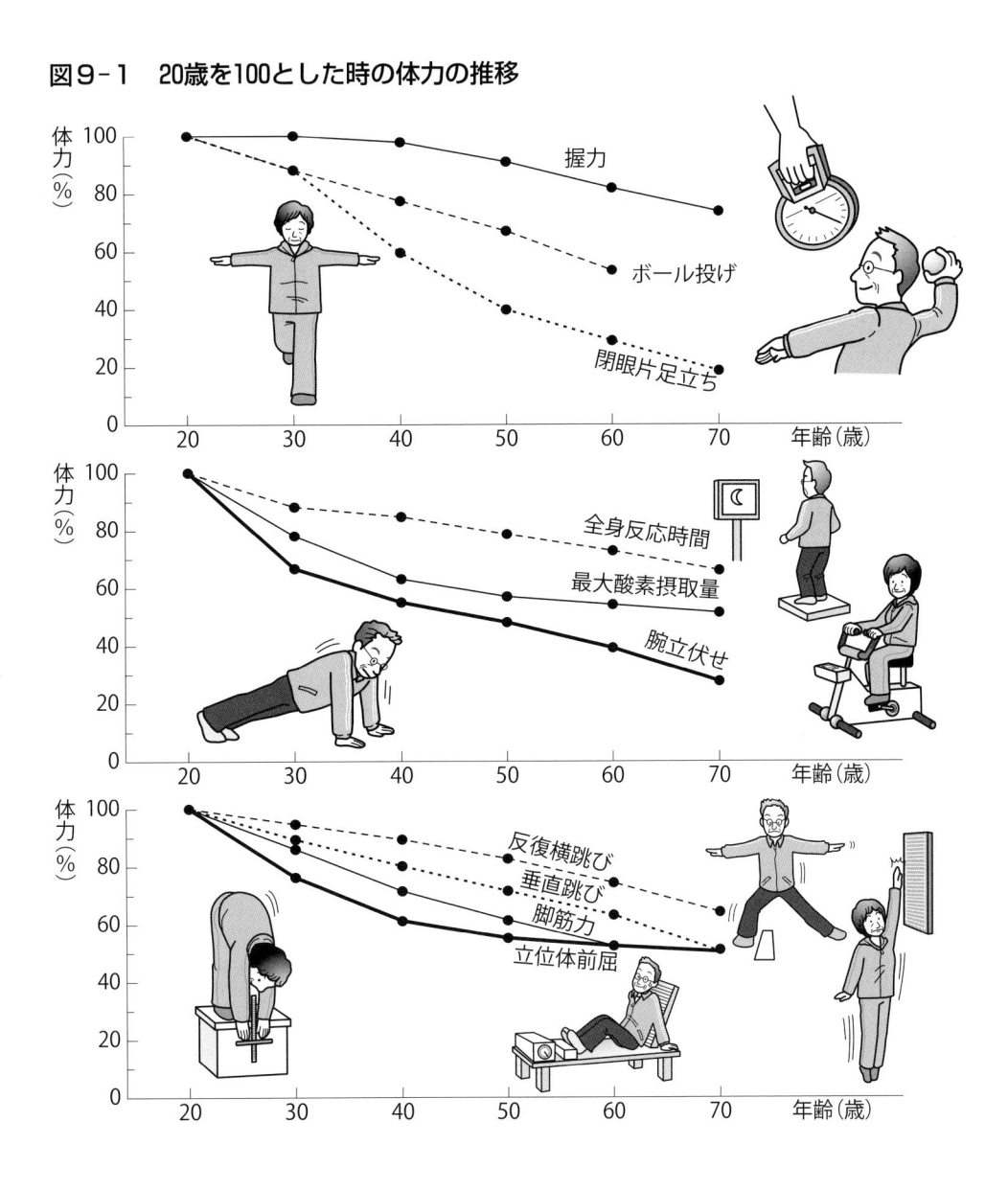

図9-1　20歳を100とした時の体力の推移

握力
ボール投げ
閉眼片足立ち

全身反応時間
最大酸素摂取量
腕立伏せ

反復横跳び
垂直跳び
脚筋力
立位体前屈

143

第9章　いつまでも今の体力を保持する——高齢者の体力測定——

# ② 高齢者の体力測定は6項目

**健康を支える体力**

　一般の人たちにとって必要なのは、日常生活をいきいきと元気に過ごせる体力ですが、高齢になると、いつまでも自分の足で歩ける体力、自分のことは自分でできる体力を持ち続けたいと思うようになります。すべてに人にとって、スポーツの競技力を支える体力よりも、日頃の健康を支える体力が必要不可欠になってきます。

　健康を支える体力とは、**全身持久力**（ねばり強さ、スタミナ）、**筋力・筋持久力**（力強さ）**柔軟性**（しなやかさ、関節の可動域）、**からだの動きをコントロールする能力**、**バランス能力**などを指します。また、これらの体力に加えて、**身体組成**（骨、筋肉、脂肪などの割合）を整えることが健康を維持する上での課題になります。最近、身体組成への関心が高まり、肥満度の算出、体脂肪測定、骨量の測定も行なわれるようになってきました。生活習慣病・骨粗しょう症・運動器不安定症などを予防し、自立度を高めるために適度な運動が大切であることを高齢者も徐々に理解しつつあります。

**新体力テストと高齢者の体力測定**

　高齢者の体力測定は、高齢化が進む中で10年程前から検討されてきました。我が国で体力測定が実施されるようになったのは、東京オリンピックが開催された1964年（昭和39年）からで、順次、各年代別の体力テストや運動能力テストが実施されていきますが、年齢的には30歳〜59歳を対象とした壮年体力テストまでで、高齢者は対象外でした。

　しかし、文部科学省は、スポーツ科学の進展や体位の向上、高齢化の進行に伴い、これまで実施してきた各年代別の体力テストを見直し、新たに高齢者向け（65歳〜79歳）の体力測定を加え、1999年（平成11年）から新体力テストとして実施することにしたのです。新体力テストでは、できるだけ簡単に屋内で実施できること、健康の基盤としての体力が測定できる項目を取り入れること、高齢化に伴い、児童期から高齢期までの体力の現状と推移が把握できることなどが検討されました。信頼性、妥当性、安全性の観点から全年齢共通の測定項目として、握力、上体起こし、長座体前屈の3項目が採択さ

## 2 高齢者の体力測定は6項目

れ、さらに対象年齢別の項目が加えられています。高齢者の体力測定は、65歳〜79歳を対象に、全年齢共通の3項目に、開眼片足立ち、10m障害物歩行、6分間歩行を加えた6項目で実施されます。安全に実施するため、20歳以上で健康チェックを、高齢者ではADL（日常生活活動動作）チェックも合せて実施します。

表9-1　新体力テストの項目

| 全年齢共通 | 6歳〜11歳 | 12歳〜19歳 | 20歳〜64歳 | 65歳〜79歳 |
|---|---|---|---|---|
| 握力<br>上体起こし<br>長座体前屈 | 反復横跳び<br>20mシャトルラン<br>50m走<br>立ち幅跳び<br>ソフトボール投げ | 反復横跳び<br>持久走（1500、1000）又は20mシャトルラン<br>立ち幅跳び<br>ハンドボール投げ | 反復横跳び<br>急歩（1500、1000m）又は20mシャトルラン<br>立ち幅跳び | ADLチェック<br>開眼片足立ち<br>10m障害物歩行<br>6分間歩行 |

＊シャトルラン：往復持久走

### 高齢者の体力測定のねらい

　健康意識が高まり、定期的に検診を受ける人が増えてきました。病気の治療を受けている場合は、いっそう自分の健康状態が気になり、血圧測定や血液検査などを行ない、生活習慣にも気を配るようになります。ところが、体力の低下に漠然と気づいてはいても、日常生活に即、影響が出るわけでもなく、体力を測定する機会もないため、自分の体力を知っている人も、知ろうとする人もあまりいません。体力測定の記憶は、競技力を高めるために自分の体力に関心があった学生時代にさかのぼるかもしれません、しかし、高齢者にとっての体力は、多少の疾病や障害があっても、いつまでも自立して生きがいのある生活を送るための基盤なのです。したがって、体力測定のねらいは、「自分の体力を知り、その結果を基に自分に適した運動を生活に取り入れ、体力の維持・改善に努めること」です。毎年、各地で行なわれた体力測定の結果は、全国的に集計され、文部科学省から報告書として公表されています。全国平均との比較や各年齢の体力の状況を知ることができますので、ここでは、元気高齢者の体力測定として、文部科学省の高齢者向けの体力測定を紹介します。

## 第9章　いつまでも今の体力を保持する──高齢者の体力測定──

### 6項目の体力測定

　文部科学省の高齢者の体力測定は、65際～79歳を対象にしていますので、特に安全に対する配慮が重視され、「健康状態のチェック」及び「ADL（日常生活活動動作）チェック」を実施し、その結果に基づいて体力測定への参加の可否を判定しています。
高齢者の体力測定は、次の6項目です。

①握力……………スメドレー式の握力計で左右2回ずつ測定、よい方の平均値で判定。

②上体起こし………仰向けで膝をまげ、補助者が足を押さえる。30秒間の起き上がり回数。

③長座体前屈………壁を背に長座で座り、測定台を両手で移動させた距離で柔軟性を測定。

④開眼片足立ち……両手をウエストにおき、開眼で片足で立っていられる時間を測定。

⑤10m障害物歩行…10mに2m間隔で障害物をおき、またぎながらゴールした時間。

⑥6分間歩行………50m又は100mの円周上を、普段歩く速さとよい姿勢で6分間に歩いた距離。

　全老連方式6分間歩行…広い会場が準備できない場合、歩数計をつけて歩いた6分間の歩数×歩幅で距離を求める。

### 図9-2　高齢者の体力測定

**1．握力**
　［用具］スメドレー式握力計
握る力で筋力を測ります。全身の筋力が予測できます。背筋力や歩行能力と相関があるとされています。

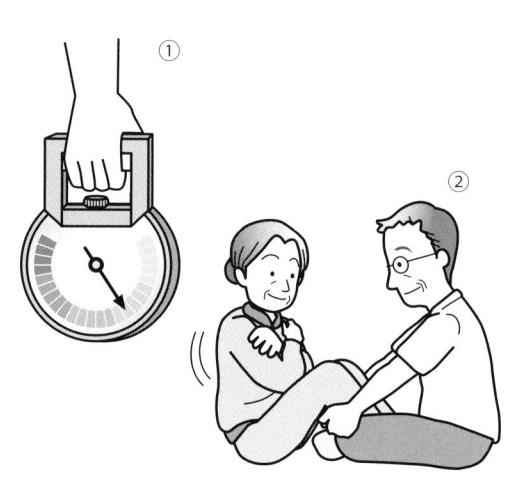

**2．上体起こし**
　［用具］ストップウォッチ、マット
30秒間に起き上がる回数で腹筋力、背筋力などの筋力・筋持久力がわかります。よい姿勢を保つのに必要な筋力です。

## 2 高齢者の体力測定は6項目

### 3．長座体前屈
［用具］体前屈測定器、メジャー

体前屈測定器の移動距離によって、柔軟性、関節の可動範囲がわかります。下肢の後ろや下背部が硬くなると前屈できなくなります。柔軟性があると、ケガを予防します。

### 4．開眼片足立ち
［用具］ストップウォッチ

眼を開けたまま片足立ちになり、その位置を動かず、何秒立っていられるかを測ることでバランス能力を測定します。上限は120秒です。靴をぬいで測定します。

### 5．10m障害物歩行
［用具］メジャー、ストップウォッチ、障害物12個（ウレタン製、幅50cm、厚さ10cm、高さ20cm）

10mに2m間隔でおかれた障害物をまたぎながら歩く速さを測定します。動きをコントロールする能力、敏捷性などがわかります。つまずきやすさの目安になります。

### 6．6分間歩行
［用具］メジャー、ストップウォッチ、スタート合図用の旗、笛など

50mまたは100mの円周上に5m間隔で旗や目印を置く

6分間に歩いた距離を測ります。正しい姿勢で歩き続けるには、脚筋力だけでなく全身持久力(スタミナ)が必要です。全身持久力を知ることができます。

### ＊全老連方式6分間歩行
［用具］ストップウォッチ、歩数計、スタート合図用の旗、笛、電卓（歩幅×歩数）メジャー（10歩の距離÷10）

歩数計をつけ、スタートの合図で6分間歩き、歩数を記録する。

10歩の距離を測定し、1歩の歩幅を求める。歩数×歩幅で6分間の距離を求める。

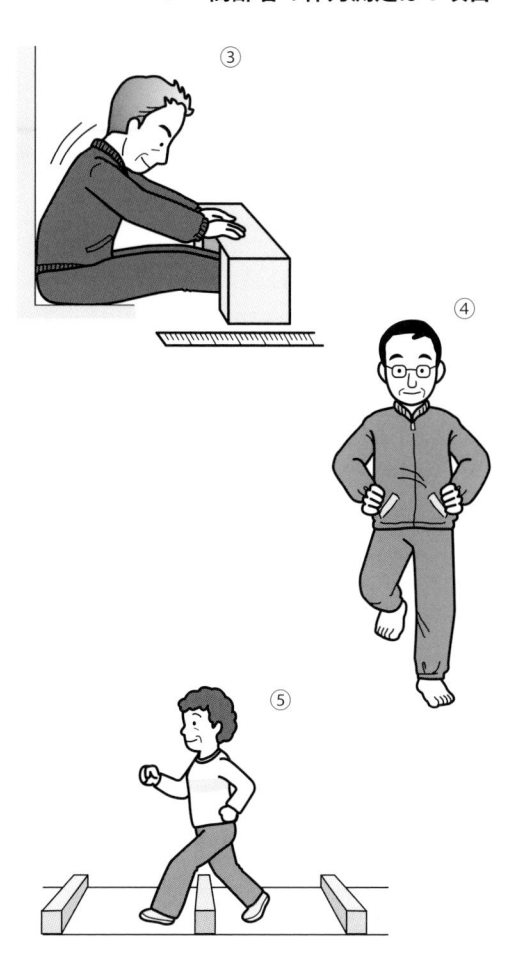

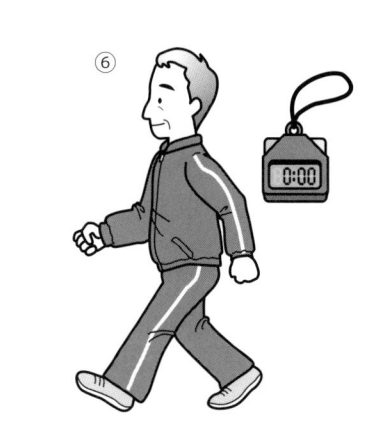

第9章 いつまでも今の体力を保持する──高齢者の体力測定──

# ❸ 楽しく安全に体力測定を

**みんなで楽しく─老人クラブの体力測定**

　全国老人クラブ連合会では、1999年（平成11年）から健康づくり活動に文部科学省の体力測定をとり入れて来ました。市区町村の老人クラブでも、自主的に体力測定会を企画・運営しているところが増えています。老人クラブでは気軽に楽しみながら参加してもらうため、「体力テスト」といわず「体力測定」と称しています。「テスト」という言葉から「能力を調べられる」「難しそう」「テストだと思うと緊張する」といったイメージを持ち、参加を躊躇する人が少なくないからです。体力測定会を楽しく安全に実施するためには、事前の準備が大切です。開催時期（季節や時間帯）・会場・参加者数の決定、測定用具の準備、参加者への体力測定の主旨や内容の周知などが必要です。また、体力測定員の講習を行い、当日の運営についても効率よく実施できるように準備します。最近では、高齢福祉課や健康センターなどが老人クラブと連携し、転倒予防教室や介護予防教室に合わせて体力測定を実施するところも増えてきました。老人クラブで実施する場合も、保健師、健康運動指導士、体育指導委員などに協力を依頼し、血圧測定や健康チェックを行い、安全に実施できるように配慮しています。

**安全に参加するために**

　次の場合は、無理しないで中止しましょう。熱がある、下痢をしている、関節が痛む、からだがだるい、腰痛がある、疲れている、頭痛がする、睡眠不足、食欲がない、参加意欲がない、血圧が高い（160／95mmHg以上）、脈拍数が多い（安静時100拍以上）など。

　また、実施にあたっては、主催者側も参加者も次のことに留意しましょう。

①運動できる服装と靴で参加する。　②ウォーミングアップを十分に行なう。
③無理せず、競わず、マイペースで。　④いつでも水分の補給ができるように準備する。
⑤和やかな雰囲気で実施する。　⑥６分間歩行は最後に実施する。
⑦終了後は、ストレッチを行い、疲労を残さない。

# ④ 自分の体力は自分で評価

### 六角形のグラフをつくる

　体力測定の結果は項目ごとに記入し、2回実施した項目はよい値を選びます。握力は左右で平均します。記録を、項目別得点表に照合して得点化します。それぞれの得点をチャートに記入しグラフ化します。六角形のチャートは中心がゼロです。正六角形に近ければバランスの取れた体力です。極端に劣っている項目があるとチャートはゆがんだ形になります。六角形が大きければ体力レベルが高く、小さければ体力が低下しています。

### 総合評価基準表で体力レベルを知る

　体力測定6項目の得点を合計し、総合評価基準表によって、自分の体力が総合的に同年代のどの段階なのかを、A、B、C、D、Eで判定することができます。体力レベルが低いからといって、あまりがっかりすることもありません。高齢者にとって大事なのは、「今の自分の体力を知ること」であり、「その体力をできるだけ維持し、できれば改善すること」なのです。

### 体力づくりプランをたてて、こつこつ実践する

　開眼片足立ちの得点が低ければ、転倒に注意する必要がありますし、上体起こしができなければ、腹筋力が低下し、姿勢が悪くなっていないか、腰痛を起こしやすくないかなどをチェックし、筋力をつける運動を行なう必要があります。バランスのとれて体力に改善するよう、具体的な体力づくりプランをたて、こつこつと実践するようにしましょう。

### 定期的に体力をチェックする

　定期的に体力測定に参加し、体力が維持できているかをチェックしましょう。

　高齢になると、些細なことが体力の低下につながりかねません。宅配を利用するようになって毎日買い物に出かけなくなったとか、友人が骨折して体操教室を休んでいるので自分も行かなくなったなど、身体活動量が減ると、足腰が衰え、体力は低下していきます。少なくとも6か月に1度は体力測定を行ない、生活を見直しましょう。

## 第9章 いつまでも今の体力を保持する──高齢者の体力測定──

### 図9-3 体力測定の結果

（1） Mさん　71歳　女性　　　　　　　　　　　　　　　総合評価：C

| 氏名 | M | 年齢 | 71 | 性別 | 女 |

| 項目 | | 記録 | 得点 |
|---|---|---|---|
| 1. 握力 | 右 | 1回目 22kg　　(2回目) 24kg | 6 |
| | 左 | 1回目 19kg　　(2回目) 22kg | |
| | 平均 | 23kg | |
| 2. 上体起こし | | 0回 | 1 |
| 3. 長座体前屈 | | 1回目 42cm　　(2回目) 43cm | 7 |
| 4. 開眼片足立ち | | 1回目 24秒　　(2回目) 25秒 | 6 |
| 5. 10m障害物歩行 | | 1回目 8.9秒　　(2回目) 8.2秒 | 5 |
| 6-1. 6分間歩行 | | 639 | 8 |
| 6-2. 全老連方式 6分間歩行 | | 1歩の歩幅(67.0cm)×歩数(954歩)＝(63918cm) 6分間に歩いた距離(63918cm)÷100＝6分間に歩いた距離(639m) | |

2回テストをする項目については、よい方の記録の左側に○印をつける

| 得点合計 | 33 |
|---|---|
| 総合評価 | A B ⓒ D E |

**アドバイス**

腹筋や背筋が衰えると姿勢が悪くなるだけでなく、腰痛の原因になります。良い姿勢でイスに座り、おなかを引き締める運動を行いましょう。歩くときも腹筋を引き締めるようにしましょう。いきいきクラブ体操を欠かさずやってください。家の中でのつまずきに注意してください。

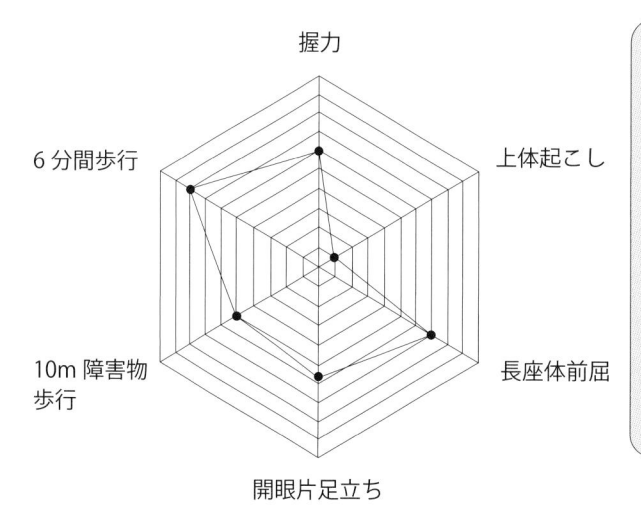

注）6分間歩行は全労連方式を用いている。

## 4 自分の体力は自分で評価

（2）Kさん　72歳　男性　　　　　　　　　　　　　総合評価：B

| 氏名 | K | 年齢 | 72 | 性別 | 男 |

| 項目 | | 記録 | | 得点 |
|---|---|---|---|---|
| 1. 握力 | 右 | ①回目 34kg | 2回目 31kg | 5 |
| | 左 | ①回目 33kg | 2回目 28kg | |
| | 平均 | | 34kg | |
| 2. 上体起こし | | | 11回 | 5 |
| 3. 長座体前屈 | | 1回目 35cm | ②回目 38cm | 6 |
| 4. 開眼片足立ち | | 1回目 70秒 | ②回目 120秒 | 10 |
| 5. 10m障害物歩行 | | ①回目 5.2秒 | 2回目 5.6秒 | 8 |
| 6-1. 6分間歩行 | | | 648m | 8 |
| 6-2. 全老連方式 6分間歩行 | | 1歩の歩幅（　cm）×歩数（　歩）＝（　cm） 6分間に歩いた距離（　cm）÷100＝6分間に歩いた距離（　m） | | |

2回テストをする項目については、よい方の記録の左側に○印をつける

| 得点合計 | 42 |
| 総合評価 | A ⓑ C D E |

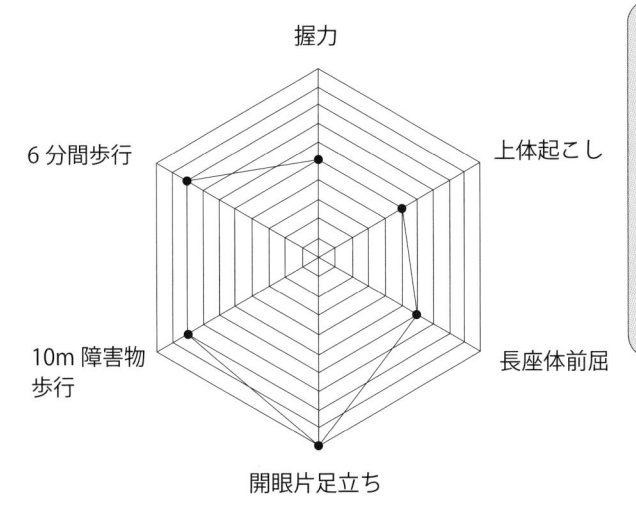

**アドバイス**

全体の体力を保持するためには、上体の筋力を高める運動が必要です。いきいきクラブ体操の1番、4番、6番を取り入れてみてはいかがでしょうか。よく歩かれているようで、バランス能力は優れています。

第9章　いつまでも今の体力を保持する──高齢者の体力測定──

表9-2　項目別得点表

男子

| 得点 | 握力 | 上体起こし | 長座体前屈 | 開眼片足立ち | 10m障害物歩行 | 6分間歩行 | 得点 |
|---|---|---|---|---|---|---|---|
| 10 | 49kg以上 | 21回以上 | 56cm以上 | 120秒以上 | 4.4秒以下 | 755m以上 | 10 |
| 9 | 45〜48 | 19〜20 | 51〜55 | 73〜119 | 4.5〜5.0 | 695〜754 | 9 |
| 8 | 42〜44 | 16〜18 | 46〜50 | 46〜72 | 5.1〜5.6 | 645〜694 | 8 |
| 7 | 39〜41 | 14〜15 | 41〜45 | 31〜45 | 5.7〜6.1 | 595〜644 | 7 |
| 6 | 36〜38 | 12〜13 | 36〜40 | 21〜30 | 6.2〜7.0 | 550〜594 | 6 |
| 5 | 32〜35 | 10〜11 | 31〜35 | 15〜20 | 7.1〜7.8 | 510〜549 | 5 |
| 4 | 29〜31 | 7〜9 | 26〜30 | 10〜14 | 7.9〜8.5 | 470〜509 | 4 |
| 3 | 25〜28 | 4〜6 | 21〜25 | 7〜9 | 8.6〜9.4 | 430〜469 | 3 |
| 2 | 22〜24 | 1〜3 | 14〜20 | 5〜6 | 9.5〜11.0 | 390〜429 | 2 |
| 1 | 21kg以下 | 0回 | 13cm以下 | 4秒以下 | 11.1秒以上 | 389以下 | 1 |

女子

| 得点 | 握力 | 上体起こし | 長座体前屈 | 開眼片足立ち | 10m障害物歩行 | 6分間歩行 | 得点 |
|---|---|---|---|---|---|---|---|
| 10 | 32kg以上 | 17回以上 | 56cm以上 | 120秒以上 | 5.0秒以下 | 690m以上 | 10 |
| 9 | 29〜31 | 15〜16 | 51〜55 | 67〜119 | 5.1〜5.8 | 640〜689 | 9 |
| 8 | 27〜28 | 13〜14 | 47〜50 | 40〜66 | 5.9〜6.5 | 610〜639 | 8 |
| 7 | 25〜26 | 11〜12 | 43〜46 | 26〜39 | 6.6〜7.2 | 570〜609 | 7 |
| 6 | 22〜24 | 9〜10 | 39〜42 | 18〜25 | 7.3〜8.0 | 525〜569 | 6 |
| 5 | 20〜21 | 7〜8 | 35〜38 | 12〜17 | 8.1〜9.0 | 480〜524 | 5 |
| 4 | 17〜19 | 5〜6 | 30〜34 | 8〜11 | 9.1〜10.4 | 435〜479 | 4 |
| 3 | 14〜16 | 3〜4 | 24〜29 | 5〜7 | 10.5〜12.6 | 400〜434 | 3 |
| 2 | 12〜13 | 1〜2 | 18〜23 | 4 | 12.7〜15.0 | 340〜399 | 2 |
| 1 | 11kg以下 | 0回 | 17cm以下 | 3秒以下 | 15.1秒以上 | 339以下 | 1 |

［「新体力テスト実施要項」文部科学省］

表9-3　総合評価基準表

| 段階 | 66歳〜69歳 | 70歳〜74歳 | 75歳以上 |
|---|---|---|---|
| A | 49以上 | 46以上 | 43以上 |
| B | 41〜48 | 38〜45 | 34〜42 |
| C | 33〜40 | 30〜37 | 26〜33 |
| D | 25〜32 | 22〜29 | 18〜25 |
| E | 24以下 | 21以下 | 17以下 |

［「新体力テスト実施要項」文部科学省］

# ⑤ 体力測定の結果を生かす

**地域の介護予防活動に生かす**

　介護予防の運動指導が地域の大きな課題になっています。S市では、高齢福祉課を中心に民生委員や健康づくり推進員が体力測定員になり、介護予防教室「はつらつ元気塾」の開催前に体力測定を実施しています。結果から転倒の可能性を示唆し、「元気塾」への参加を呼びかけています。ある整形外科病院では、運動器不安定症である転倒予備軍を対象にバランス能力や脚筋力の測定を行ない、治療と同時に転倒予防教室への参加を促しています。表9-4は、文部科学省の体力測定結果を基に、男女別、年齢別に体力の低下傾向を示したものです。体力測定への参加者は、自立度の高い元気高齢者が多いのですが、上体起こしの低下率は男女ともに大きく、特に女子では、加齢に伴い一度も起き上がれない人が増えています。腹筋力の低下は、姿勢を悪化させ、腰痛や転倒につながりかねません。介護費用の増大を抑えるためには、高齢者の体力の実態を把握し、早期に対応し、元気高齢者を増やす対策が地域介護予防の究極の課題ではないでしょうか。

**老人クラブの活動に生かす**

　老人クラブでは、会員一人ひとりが自分の体力を知り、それ以上低下させないように、ウォーキングや体操などをクラブ活動に取り入れています。H町老人クラブ連合会は、定期的に年2回の体力測定会を実施し、体力が低下しているクラブ員に転倒予防教室への参加を勧め、町と協力して介護予防に努めています。また、後期高齢者の会員にも体力測定員になることで運動への関心を持ってもらおうと勉強会を行なっています。体力測定の結果を男女別、年齢別に集計し、健康づくりの事業計画に反映させているクラブもあります。図9-4のグラフは、測定項目別に測定値を点数化し、度数分布で示したものです。グラフを見ますと、自分たちのクラブはどんなことに取り組むべきか、具体的に理解することができます。また、体力測定の集計結果や総合評価は、地域の健康づくりの参考資料として提供することも可能ですし、老人クラブの活動を理解してもらうことにもつながります。

# 第9章 いつまでも今の体力を保持する──高齢者の体力測定──

表9-4 男女別、年齢別の体力の推移（文部科学省　全国平均より武井作成）

| 握力 | 男子 | | 女子 | |
|---|---|---|---|---|
| 20〜24歳 | 48.92kg | 100% | 29.09kg | 100% |
| 65〜69 | 38.44 | 78.6 | 24.04 | 82.6 |
| 70〜74 | 36.20 | 74.0 | 22.80 | 78.4 |
| 75〜79 | 33.53 | 72.9 | 21.22 | 72.9 |

| 上体起こし | 男子 | | 女子 | |
|---|---|---|---|---|
| 20〜24歳 | 26.28回 | 100% | 17.85回 | 100% |
| 65〜69 | 12.03 | 45.8 | 7.00 | 39.2 |
| 70〜74 | 10.67 | 40.6 | 5.84 | 32.7 |
| 75〜79 | 8.70 | 33.0 | 4.36 | 24.4 |

| 長座体前屈 | 男子 | | 女子 | |
|---|---|---|---|---|
| 20〜24歳 | 45.57cm | 100% | 45.51cm | 100% |
| 65〜69 | 37.52cm | 82.3 | 40.74 | 89.5 |
| 70〜74 | 36.32cm | 79.7 | 38.82 | 85.3 |
| 75〜79 | 34.62cm | 76.0 | 36.96 | 81.2 |

| 開眼片足立ち | 男子 | | 女子 | |
|---|---|---|---|---|
| 65〜69歳 | 77.29秒 | 100% | 71.97秒 | 100% |
| 70〜74 | 63.95 | 82.0 | 54.96 | 76.3 |
| 75〜79 | 49.05 | 63.4 | 40.84 | 56.7 |

| 10m障害物歩行 | 男子 | | 女子 | |
|---|---|---|---|---|
| 65〜69歳 | 6.45秒 | 100% | 7.46秒 | 100% |
| 70〜74 | 6.97 | 108.0 | 8.11 | 108.7 |
| 75〜79 | 7.56 | 117.2 | 8.72 | 116.8 |

| 6分間歩行 | 男子 | | 女子 | |
|---|---|---|---|---|
| 65〜69歳 | 598.26m | 100% | 554.57m | 100% |
| 70〜74 | 569.13 | 95.1 | 526.80 | 95.0 |
| 75〜79 | 540.71 | 90.3 | 492.18 | 88.7 |

## 5 体力測定の結果を生かす

### 図9-4　体力測定結果の年齢別度数分布　A老人クラブ、B老人クラブ

**A老人クラブ**

ペタンククラブの会員。男性40名。平均年齢71歳。週1回練習。県大会で優勝経験あり。

〈コメント〉日頃運動しているため、全体的に体力レベルが高く、バランス能力や歩行能力が優れています。いつまでも体力を維持するためには、ケガをしないよう、ペタンクの練習時にストレッチや軽い筋力アップの運動を取り入れるようにしましょう。

上体起こし
| 得点 | 1 | 2 | 3 | 4 | 5 | 6 | 7 | 8 | 9 | 10 |
|---|---|---|---|---|---|---|---|---|---|---|
| 人数 | 2人 | 2人 | 2人 | 8人 | 14人 | 4人 | 3人 | 3人 | 1人 | 1人 |

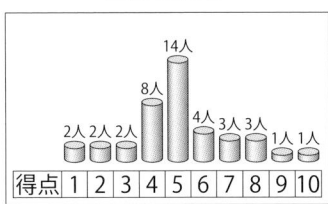

開眼片足立ち
| 得点 | 1 | 2 | 3 | 4 | 5 | 6 | 7 | 8 | 9 | 10 |
|---|---|---|---|---|---|---|---|---|---|---|
| 人数 | 0 | 0 | 2人 | 1人 | 1人 | 3人 | 4人 | 6人 | 8人 | 15人 |

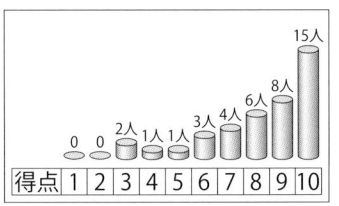

6分間歩行
| 得点 | 1 | 2 | 3 | 4 | 5 | 6 | 7 | 8 | 9 | 10 |
|---|---|---|---|---|---|---|---|---|---|---|
| 人数 | 0 | 0 | 2人 | 1人 | 6人 | 10人 | 8人 | 6人 | 3人 | 4人 |

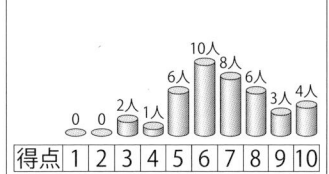

**B老人クラブ**

町村合併された農村地域のクラブ。会員の70％が女性。後期高齢者が中心。女性27名。平均年齢78歳。室内での活動が中心でからだを動かす活動はほとんどしていない。

〈コメント〉上体起こし（腹筋力）の低下、歩行能力の低下が深刻です。介護予防対策が必要です。町の保健師さんとも話し合って、転倒予防運動に取り組むことが必要です。

上体起こし
| 得点 | 1 | 2 | 3 | 4 | 5 | 6 | 7 | 8 | 9 | 10 |
|---|---|---|---|---|---|---|---|---|---|---|
| 人数 | 17人 | 6人 | 3人 | 0 | 1人 | 0 | 0 | 0 | 0 | 0 |

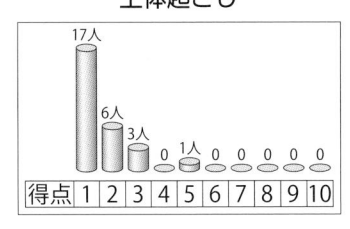

開眼片足立ち
| 得点 | 1 | 2 | 3 | 4 | 5 | 6 | 7 | 8 | 9 | 10 |
|---|---|---|---|---|---|---|---|---|---|---|
| 人数 | 0 | 1人 | 4人 | 7人 | 0 | 3人 | 7人 | 3人 | 2人 | 0 |

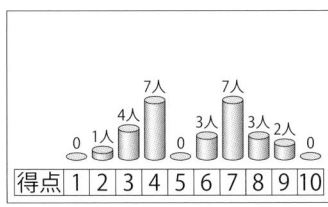

6分間歩行
| 得点 | 1 | 2 | 3 | 4 | 5 | 6 | 7 | 8 | 9 | 10 |
|---|---|---|---|---|---|---|---|---|---|---|
| 人数 | 1人 | 1人 | 3人 | 10人 | 7人 | 3人 | 1人 | 0 | 0 | 0 |

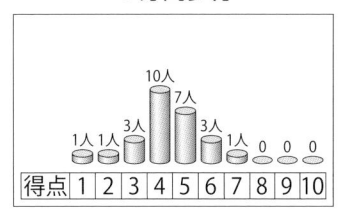

＊分布図は女性会員のみのもの

第9章 いつまでも今の体力を保持する──高齢者の体力測定──

# ❻ 家庭でできる体力測定

**種目は少なくても、体力の目安になる**

　高齢者の体力測定会に参加する機会がない場合、文部科学省の体力測定6種目のうち、握力、10m障害物歩行を除いた4種目、**上体起こし**（両足を押さえてもらい、30秒間に起き上がれる回数）、**長座体前屈**（両脚を伸ばして腰を下ろし、両手をももにおき、前屈しながら手を足先の方に移動させる。最初に両手をおいた位置からの距離を測る）、**開眼片足立ち**（両手をウエストにおき、片足で立っていられる時間、120秒を上限とする）、**6分間歩行**（歩数計をつけて6分間歩き、歩数×1歩の歩幅で歩いた距離を求める）は、家庭で行なうことができます。また、握力計は、保健所や病院などにありますので、健康診断に行った時など測定することができるかもしれません。血圧を測るのと同様、1種目でも2種目でも気軽に測定をし、その都度、記入しておくと自分なりの体力の指標になります。

　Aさん（68歳）は毎日の入浴時に体重を浴室のカレンダーに記入しています。長座体前屈、開眼片足立ちを週1回。6分間歩行は1ヵ月に1回、ウォーキングの会に参加した時に測定しています。上体起こしは、腰痛が心配なので測定していませんが、日頃から体操をするようにしています。測定結果は、すべて浴室のカレンダーに記入しています。記録をつけておくと、種目は少なくても、記録を維持しようという気になり、ウォーキングやストレッチなどをできるだけ行なうようにしているとのことです。

**脚筋力をチェックする方法**

　自立度を維持し、介護予防・転倒予防のためにも、脚筋力を維持することが課題とされていますが、脚筋力を測定する方法としてよく使われるのが「椅子からの立ち上がりテスト」です。テストには2つの方法があります。1つは、「椅子からの立ち上がり回数（30秒間）」もう1つは、「椅子からの立ち上がりに要する時間（10回立ち上がる）」を測定します。回数の方は筋持久力を、時間の方は敏捷性を測ることができます。

　いずれも背もたれのある座面までの高さが40cmの椅子に腰を下ろします。腕は、胸の

前で組みます。そんなに深く腰かける必要はありません。スタートの合図で背筋を伸ばした状態までしっかり立ち上がり、再び腰を下ろします。いずれも年齢別評価表によって、脚筋力が低下していないかをチェックします。腰痛や膝を傷めている人は、決して無理をしないようにしましょう。

### 表9-5 椅子立ち上がりテスト評価表

（30秒間の回数）

| 年　齢 | 男　性 | 女　性 |
|---|---|---|
| 20〜29歳 | 28〜33回 | 24〜30回 |
| 30〜39 | 26〜31 | 22〜27 |
| 40〜49 | 23〜27 | 20〜25 |
| 50〜59 | 20〜26 | 19〜24 |
| 60〜69 | 18〜24 | 18〜22 |
| 70〜79 | 16〜21 | 13〜17 |
| 80〜 | 12〜13 | 9〜10 |

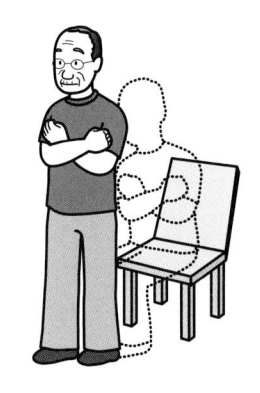

・数値は標準、これより多ければ良好、少なければ脚筋力低下

（10回の秒数）

| 年　齢 | 男　性 | | | 女　性 | | |
|---|---|---|---|---|---|---|
| | 速い | 普通 | 遅い | 速い | 普通 | 遅い |
| 20〜29歳 | 〜6秒 | 7〜9秒 | 10〜秒 | 〜7秒 | 8〜9秒 | 10〜秒 |
| 30〜39 | 〜6 | 7〜9 | 10〜 | 〜7 | 8〜9 | 10〜 |
| 40〜49 | 〜7 | 8〜10 | 11〜 | 〜7 | 8〜10 | 11〜 |
| 50〜59 | 〜7 | 8〜12 | 13〜 | 〜7 | 8〜12 | 13〜 |
| 60〜69 | 〜8 | 9〜13 | 14〜 | 〜8 | 9〜16 | 17〜 |
| 70〜 | 〜9 | 10〜17 | 18〜 | 〜10 | 11〜20 | 21〜 |

第10章

# 高齢期の運動指導
―一人ひとりを大切に―

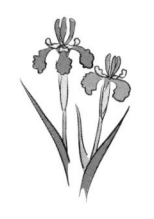

1．高齢者の運動指導に関わって
2．高齢者のからだを知って指導する
3．安全に運動できる環境を
4．運動指導での留意事項

第10章　高齢期の運動指導──一人ひとりを大切に──

# ① 高齢者の運動指導に関わって

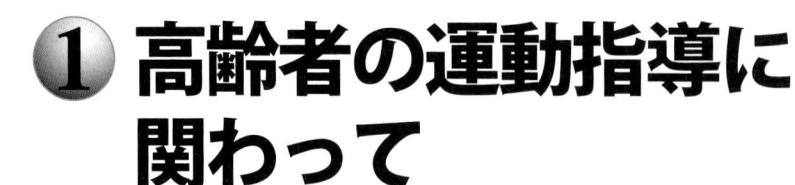

**共に年を重ねて**

　筆者が国立西が丘競技場の女性スポーツ教室で50歳代、60歳代の人たちと関わるようになったのは34歳の時でした。また、老人クラブと関わるようになったのは、50歳の時からです。今にして思うと、ほとんど事故もなく過ごしてこられたのは、20～30歳も年上の人たちから率直な感想を頂いたり、時には支えられてきたおかげだと思っています。最近、高齢化の進行に伴って、高齢者の健康や運動に関する研究が次々に報告されるようになり、高齢者の指導にあたる人々もこれらの研究から多くの示唆を受けることができるようになりました。しかし、当時は、高齢者の運動指導について、参考資料もほとんど見当たりませんでした。今にして思えば私の指導には強引なところもあったかと反省していますが、一緒に運動をつづけ、共に年をとってきたおかげで、加齢に伴う身体機能や体力の変化、意欲や気力を支えるものなど、様々な情報をストレートに提供していただけたと思っています。このところ、自分自身も年を重ね、身をもって実感することが多くなりました。また、若い指導者からいろいろな質問が寄せられるようにもなってきました。ここでは、これまでの体験を通して、高齢者に関心を寄せてくださる若い指導者たちに少しはアドヴァイスできることがあるのではと思い、まとめてみることにしました。

**高齢者のニーズと個人差を大切に**

　これまで多くの高齢者と関わってきた経験から、高齢者の運動指導で大切なのは、高齢者のニーズに耳をかたむけ、一人ひとりと謙虚な気持ちで向き合うことだと思います。高齢になるほど、体力レベル、健康状態、生活歴、運動経験などの個人差が大きくなり、また、生きてきた時代の影響がものの見方や考え方に反映して、高齢者は一人ひとり個性豊かです。

　運動指導の現場には、高齢者に対する先入観やデータから得た知識が先行し、高齢者

## 1 高齢者の運動指導に関わって

のニーズに対応していないプログラムが提供されていたり、「何々ができるようになった」「何々が向上した」などと結果に目を向けすぎている指導者もいます。高齢者は、若い頃にできていたことが加齢と共にだんだんできなくなっていくことに不安を感じています。体力が向上するにこしたことはありませんが、多くの高齢者が望んでいるのは、寝たきりにならず、ほどほどの体力を保持しながら充実した日々を送る、つまりQOL（生活の質）の維持・改善にほかなりません。運動は、身体的機能を改善するにとどまらず、日常生活の行動を意欲的に変容させることができます。一人ひとりの人格・個性に向き合ってこそ、より安全で質の高い運動指導が可能になることでしょう。

---

**高齢者から指導者のみなさんへの期待**

①高齢者のからだを知った上で、安全で効果的なプログラムを提供してほしい。

②グループ指導の時も、一人ひとりに目を向けながら、気配りをしてほしい。

③一人ひとりの体力や健康状態に応じた指導をし、無理をさせたり、強制したりしないでほしい。

④高齢者にもプライド（自尊心）がある。どんな時も、怒鳴ったり、けなしたり、子ども扱いをしたりせず、我慢強く対応してほしい。

⑤高齢者とのコミュニケーションは、できるだけ聞き手になって会話を進めてほしい。

⑥高齢者の行動パターンを理解して、早めに準備し、余裕をもって終了してほしい。

⑦緊急の場合も落ち着いて速やかに行動してほしい。（救急法を習得している）

---

**カルシウムの働き**

骨には体内のカルシウムの99％が蓄えられており、カルシウムの貯蔵庫の役割を果たしています。あとの1％は血液や組織液に含まれています。実は、この1％のカルシウムこそが生命の維持に不可欠な役割を果たしています。細胞は、細胞膜の外側に一定濃度のカルシウムが存在しないとまったく活動できません。「神経の情報の伝達」「筋肉の収縮＝運動」「血液を凝固させ、止血する」などの生命現象は、カルシウムの濃度を一定に保つことで成り立っているのです。造骨細胞は、骨細胞と共にカルシウムを血液中に送り出し、体液のカルシウム濃度を一定に保つ大切な働きを果たしているのです。

第10章　高齢期の運動指導──一人ひとりを大切に──

# ❷ 高齢者のからだを知って指導する

## 加齢に伴うからだの変化

　一般的に高齢になると、からだはどのように変わるのか、運動との関わりでまとめてみました。運動指導では、加齢に伴う身体機能や体力の低下、体調の変化などを知って、安全な指導を心がけると同時に、これ以上低下させないようにすることが大切です。

①健康状態、体力、身体機能などの個人差が大きくなる。
②前期高齢者は、多少、疾病や障害を持っていても、自立度が高い。
③後期高齢者では、運動器不安定症が増加し、自立度が低下する。
④呼吸・循環器系の機能が低下し、息切れしやすくなる。
⑤高血圧、高脂血、動脈硬化、糖尿病など慢性的な病気を複数もっていることが多い。
⑥抗重力筋が衰え、姿勢が悪くなる。
⑦体力の余裕がなくなり、疲労しやすい。また、疲労の回復に時間がかかる。
⑧全体的に体力は低下するが、低下傾向はそれぞれに異なる。
⑨運動不足に伴って、下肢の筋力が衰える。
⑩バランス能力や敏捷性は、低下しやすい。
⑪速い動き、複雑な動きができなくなる。
⑫とっさの場合、動きをコントロールできず、転倒しやすくなる。
⑬柔軟性が低下し、関節の可動域が制限される。からだが硬くなる。
⑭骨粗しょう症が増え、骨折しやすくなる。（女性では、前期高齢期から要注意）
⑮慢性的な変形性膝関節症、腰痛症が増加する。
⑯視覚（老眼や白内障など）、聴覚（難聴）、手先の感覚などが低下する。
⑰体温調整機能が低下し、脱水症状を起こしやすい。

## ホメオスタシス（恒常性）の低下

　体温・血圧・心拍数・からだの水分量など、私たちのからだは、体外の環境の変化やストレスに対して、常に安定した状態を保つようにコントロールされています。安定した状態をホメオスタシス（恒常性）[註]といい、自律神経系だけでなく、内分泌系も関わって調節器官として機能しています。しかし、恒常性を保つ範囲は加齢と共に狭くなって、余裕がなくなってきますので、気温、湿度、運動量などを調整し、十分に水分補給をして、熱中症を予防することが大切です。

註）ホメオスタシス（恒常性）：ホメオ（homeo＝同じ）スタシス（stasis=standing＝持続する）という意味で、体内の水分量、塩分量、体温、血圧、血流の調節、血液成分など、体内の環境を一定に保つ働き。

## 呼吸・循環器系の老化

　血液中の酸素濃度が低くなると、その情報が脳に伝えられ、呼吸数が増えます。この呼吸数の調整に関わっているのが自律神経系です。ところが、高齢になると、自律神経系の働きが低下すると共に、加齢に伴う肺活量の減少によって、比較的軽い運動でも息切れしやすくなります。最大酸素摂取量も低下し、70歳ではピーク時の40～50％も低下するといわれています。血圧は、過度の運動や精神的な興奮状態で高くなりますが、高齢になると、もとのレベルに戻りにくくなります。また、動脈硬化による高血圧症が増えてきます。したがって和やかな雰囲気での軽い運動が高齢者に向いています。また、血圧をコントロールする自律神経系の働きも低下するため、寝ている状態から急に立ち上がると血圧のコントロールが上手くいかず、脳への血流が悪くなり、立ちくらみを起こしやすくなります。運動中の体位の変化に気をつけることが必要です。

　加齢と共に安静時の心拍数は減少する傾向にあります。一般的に運動量が増えると心拍数も増えますが、高齢になると、心拍数をあげるよりも、むしろ血圧で対応することがあります。したがって、壮年期の健康づくりでは、目標心拍数を運動強度の目安にしますが、高齢者では、心拍数を運動強度の目安にするには問題があります。高齢者の運動指導では、呼吸・循環器系に負担がかからない程度の運動が望ましいことになります。

第10章 高齢期の運動指導──一人ひとりを大切に──

表10-1 自律神経系（交感神経と副交感神経）の働き

|  | 交感神経 | 副交感神経 |
|---|---|---|
| 心臓 | 促進 | 抑制 |
| 脈拍 | 増加 | 減少 |
| 血管（皮膚） | 収縮 | 拡張 |
| 血管（心臓） | 拡張 | 収縮 |
| 唾液 | 濃厚・少量 | 希薄・多量 |
| 消化管 | 機能抑制 | 機能亢進 |
| 子宮 | 収縮 | 弛緩 |
| 膀胱 | 弛緩 | 収縮 |
| 瞳孔 | 散大 | 縮小 |
| 気管支 | 拡張 | 収縮 |
| 汗腺 | 精神性発汗 | 温熱性発汗 |

小坂橋喜久代編著『からだの構造と機能』学習研究社，より

図10-1 安静時と運動時の血流配分（身体各部位の血流量）

運動時には、筋肉と心臓への血流量が増える。

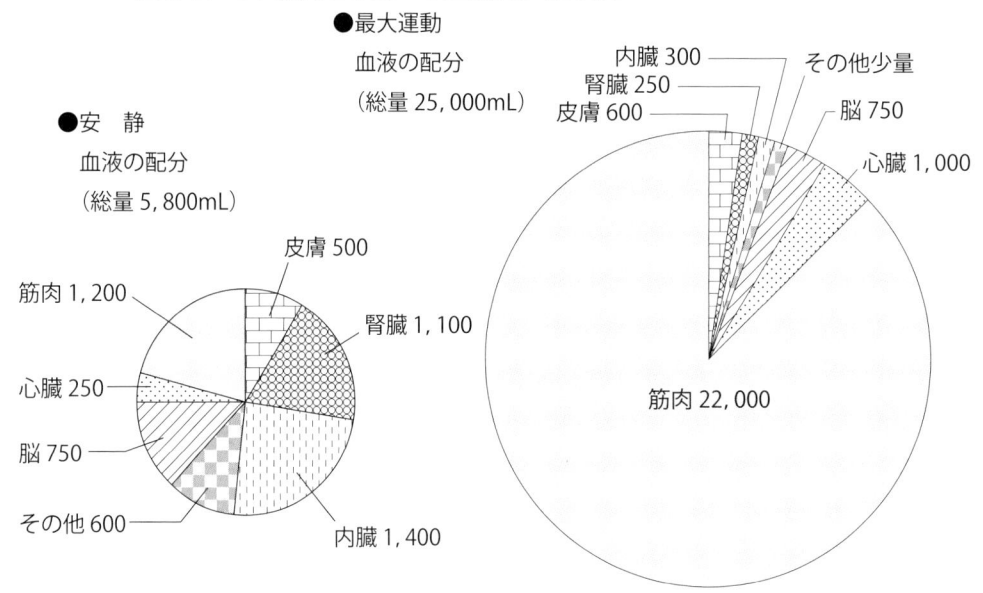

●安静 血液の配分（総量 5,800mL）
- 皮膚 500
- 筋肉 1,200
- 心臓 250
- 脳 750
- その他 600
- 内臓 1,400
- 腎臓 1,100

●最大運動 血液の配分（総量 25,000mL）
- 内臓 300
- 腎臓 250
- 皮膚 600
- その他少量
- 脳 750
- 心臓 1,000
- 筋肉 22,000

中野昭一編著『図説・運動の仕組みと応用』第2版　医歯薬出版、1996より

## 骨の老化─骨粗しょう症

　骨の老化現象が骨粗しょう症です。骨は、新しく骨を作る働きをする造骨細胞と、古くなった骨を壊していく破骨細胞がバランスよく機能することで、健康な骨を維持して

## 2 高齢者のからだを知って指導する

います。ところがこのバランスが崩れ、破骨細胞の働きに造骨細胞の働きが追いつかなくなると、骨の密度が粗くなり、骨粗しょう症になります。骨粗しょう症は閉経後の女性に多く、50歳代の女性の30％、60歳では50％以上、70歳以上では70％が骨粗しょう症だといわれています。女性ホルモンは、カルチトニン[註]の働きを促進し、直接、造骨細胞に働きかけて、細胞を増やし、骨量を増やします。しかし、女性の骨のカルシウム量は、男性に比べ20～30％少ないうえ、閉経によって女性ホルモンの量がおよそ10分の1まで減ってしまうことによって、骨粗しょう症が増加するのです。男性でも、加齢と共に骨量が減り、80歳以上では約50％に症状が見られます。骨量を減少させないためには、立ち上がって、骨をしっかり支えて運動することが大切ですが、転倒したり、衝突したりさせないように安全面での配慮が必要になります。

註）カルチトニン：甲状腺から分泌されるホルモンで破骨細胞の働きを抑制し、造骨細胞の機能を活性化する。同時に血液中のカルシウムを骨に蓄える。

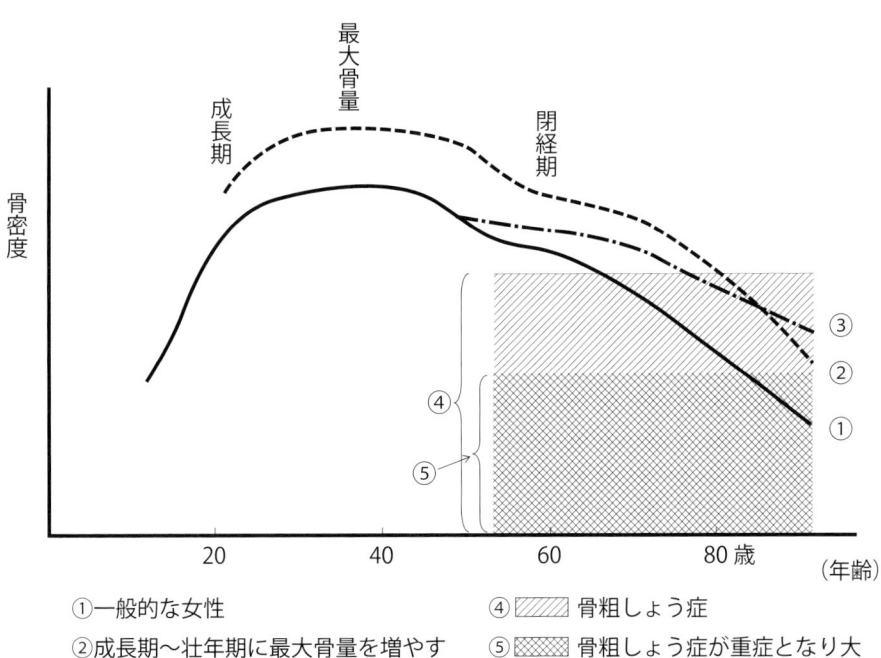

図10-2　女性の加齢に伴う骨量の変化

① 一般的な女性
② 成長期～壮年期に最大骨量を増やす
③ 閉経期以後骨量減少の速度を緩める
④ 骨粗しょう症
⑤ 骨粗しょう症が重症となり大腿骨頸部骨折を生じやすい

資料：東京都衛生局『骨粗しょう症予防指導者向けマニュアル』1995

第10章　高齢期の運動指導──一人ひとりを大切に──

# ③ 安全に運動できる環境を

**明るく、聞き取りやすく、程よい広さが必要**

　高齢者の運動指導は、採光がよく、落ち着いた雰囲気の小ホールなどが適しています。広さは、一人あたり3.3m²（畳2枚）、床に仰向けになって手足が伸ばせるスペースがあるとのびのびと動くことができます。狭すぎて十分に動けないのも問題ですが、広すぎると、声が聞こえにくく、集中できず、運動量が多くなりすぎて疲れてしまいます。高齢になると白内障が進み、お天気が悪いと薄暗く感じ、見えにくいため、つまずきやすくなります。また、マイクを使う場合は、音量を調節し、ゆっくり話してください。音楽も大きすぎないように、どの程度が聞き取りやすいか、参加者に確認しましょう。

**衝撃が少なく、すべって転ばない床を**

　最近の運動施設は、床に弾力性のある木材を使用し、床下にもそれなりの対応がしてありますので、運動しても、膝や腰への衝撃が少なく、すべらないようにできていますので、高齢者にも適しています。運動施設以外では、リノリューム張りの床は、固いだけでなく、濡れるとすべりやすくなりますし、カーペットの床は、靴底との摩擦が大きく、動きが止まって転倒する危険があります。ワックスがかけてある床や和室は、靴下やストッキングではすべりますので気をつけましょう。また、運動する時は、つまずかないように荷物や用具など周囲の整理整頓にも気を配りましょう。

**温度、湿度、換気にも気配りを**

　運動をすると体温が上がりますので、温度や湿度が高いと高齢者は熱中症を起こす危険があります。運動に適した時間帯を選ぶことが大切です。加齢に伴って汗腺が萎縮し、発汗量が少なくなるので、ホメオスタシス（体温・循環・体液調節などの機能）が低下している高齢者では、こまめに水分の補給をすることも必要です。室内では風通しをよくし、空調設備があれば、エアコンを使って温度や湿度を調整しましょう。屋外があまり暑いと帰宅途中で気分が悪くなることもあります。冬季には気温が低いと体温が上がらず、運動を楽しむことができません。心地よく安全に運動できる環境を整えましょう。

## 3　安全に運動できる環境を

### 熱中症とは

　熱中症とは、体温の急激な上昇によって引き起こされる障害の総称で、次のような症状を引き起こします。緊急の対応が必要です。

①熱疲労：大量の発汗に水分の補給が間に合わないと脱水症状を起こし、脱力感、倦怠感、めまい、頭痛、吐き気などの症状がでます。

②熱失神：皮膚の血管の拡張により血圧が低下し、脳への血流が減少し、顔面蒼白、呼吸数の増加、失神などの症状がみられます。

③熱けいれん：発汗と共に血液中の塩分が失われた状態に一気に水分を補給すると、塩分濃度が低下し、脚、腕、腹部などに痙攣を起こします。

④熱射病：脳の温度が上昇し、体温調節中枢に障害がでることによって、異常な体温の上昇、意識障害、ショック状態が続き、危険な状態になります。

### 熱中症の予防

　高温多湿、無風状態、暑さになれていない時期（6月下旬〜7月中旬）は、熱中症になりやすいので、注意しましょう。都会ではヒートアイランド現象がみられ、地表の温度は、3〜6度高くなります。日差しの強い時間帯や高温多湿時の外出はできるだけ避けるようにします。やむをえず外出する時は、帽子や日傘は必需品です。木陰や風通しのよいところで休憩し、できるだけこまめに水分を補給（15〜30分間隔で）します。のどが渇く前に補給した方が効果的です。

　運動指導では、気温、湿度、換気（室内）をチェックし、飲料水だけでなく、氷やアイスパックを用意しておきます。体調不良の時は、運動を中止するように体調管理のアドヴァイスも忘れないようにしましょう。水分が2％失われると、口の中がねばねばし、のどが渇きます。これは、体内の水分が足りないという脳からの信号です。運動前後の体重測定で体重の減少が2％をこえないように（体重50kgで1kg）水分を補給します。また、汗とともに血液中の塩分が失われますので、水分を補給するだけでなく、スポーツドリンクなどで手軽に塩分の補給をします。緊急時には、状況を判断してすばやい対応（涼しいところで休ませ、からだを冷やし、救急車を要請）が必要になります。

## ④ 運動指導での留意事項

**参加者一人ひとりの状況をできるだけ把握**

　グループ指導の場合は、一人ひとりの年齢や性別、体格、体力レベル、健康状態、使用中の薬、運動歴、参加の目的などの情報を得ておくことで、安全な指導ができます。また高齢者とのコミュニケーションがとれ、参加者に安心感を与えることができます。もちろん個人情報の管理には、十分な取り扱い注意が必要ですし、守秘義務もあります。最初から多くを把握していなくても、信頼関係ができるにつれて、さらに情報を得ることができます。指導スタッフが交代する場合は、参加した時の様子など伝達事項を個人票に記入しておくことも大切です。

**運動指導は、複数のスタッフで**

　参加者の自立度や人数によって異なりますが、全体を掌握する、個人的なアドヴァイスをする、緊急時の対応が即座にできる、などの点に配慮し、適切な人数で指導にあたることが望ましいと思います。施設の職員や地域のボランティア、学生ボランテイアなどの参加もよいでしょう。その場合は、運動のねらい、内容、指導上の留意点などを確認し、安全指導を心がけるようにします。学生ボランティアの参加は、雰囲気を明るく、元気にしますので、喜ばれることが多いようです。

**グループの体力レベルを予測してプログラムの内容を検討**

　グループ指導では、高齢者にとってリスクの高い運動は、できるだけ避けましょう。
- ジャンプ系の運動、ホップ（片足跳び）系の運動は、かかとを上げて弾むバウンズ系の運動やステップ・アップ（足踏みをしながら、交互に膝を上げる）などに変更し、膝を深く曲げるスクワットなど負荷がかかる運動は、膝の屈伸を浅く、回数を少なく、他の運動と組み合わせるようにします。
- 速い動きや足を交叉するような複雑な動きは、転倒しやすいので、無理のない範囲で行ない、敏捷性を低下させないために少しずつ速い動きを取り入れます。
- 仰臥位から座位、立位と徐々に体位を変えるようにしましょう。仰臥位から急に立ち

## 4 運動指導での留意事項

上がると、血圧のコントロールができず、立ちくらみを起こしたりします。
- 方向の転換は、動きがよくなってから採り入れます。また、後ろ歩きは、慎重にゆっくり行ないます。体重がかかと寄りにあるので、後ろに転倒することがあります。
- 移動しながら接触しないように、移動方向をはっきり指示するようにします。

### なごやかな雰囲気で運動を
- 軽快な音楽に合わせて歩いたり、簡単なエクササイズを行なったりしましょう。
- パートナーと手をつないだり、拍手をしたり、グループで円周上を移動したり、顔をあわせながら運動できる場面をつくりましょう。
- ブレーク・タイムをつくり、お茶を飲んだり、トイレに行ったりする時間をつくりましょう。音楽を流しておくのもよいでしょう。

### 動きのポイントは、はっきり、その場で

指導者は、安全に運動を指導するために、注意すべきことをきちんとその場で伝えるようにしましょう。グループ指導では、みんなに合わせようと無理をする人がでてきます。無理せず、マイペースで楽しく運動できるように、声かけをしましょう。

① 「無理をしないで、マイペースで、ゆっくり。」とこまめに声をかけましょう。

② 力を入れる運動では、呼吸を止めてしまうことがあります。「呼吸を止めないで！」「ゆっくり息を吐きましょう！」と声をかけます。

③ よい姿勢をこころがけるように「背筋を伸ばしましょう！」とか「姿勢をチェックしましょう」「センターを意識して！」と注意を促します。

④ 首の運動は行なう場合は、頸椎を傷めることがないように、「背骨も一緒にゆっくり引き伸ばすように。」などと、動きの速度や方法を指示しましょう。

⑤ 「足先と膝は、同じ方向に向いていますか？」方向がずれると、捻りが加わって、足首や膝関節に無理な力が加わります。膝を屈伸する時など、注意を促します。

⑥ 痛みや違和感のある運動はやりすぎです。ストレッチも痛みのない範囲で行なうよう注意します。「気持ちのよい範囲でストレッチしましょう。」

⑦ 「お隣りとの間隔をあけましょう。」「ぶつからないように気をつけましょう。」と注意を促し、接触による転倒を予防しましょう。

## 第10章　高齢期の運動指導──一人ひとりを大切に──

⑧いつでも水分補給ができるように準備し、のどが渇いたら我慢しないことを伝えます。

⑨運動量はゆっくり段階を追って増やします。高齢者の運動は<u>あ</u>せらず、<u>あ</u>わてず、<u>安全に</u>（３Ａ）をモットーに。

⑩運動中、体調がおかしいと感じたら、我慢せず、運動を中止し、すぐ指導者に申し出るように伝えます。「気分が悪い、呼吸が苦しい、めまいがする、ふらつく、冷や汗がでる、頭が重い、頭が痛い、筋肉や関節が痛いなどの症状があったら、遠慮せずに手を上げてください。」などと掲示しておくとよいでしょう。

**心理的な不安を軽くするために**

あまり運動が得意でない人、医師や保健師に勧められ、友人に誘われしぶしぶ参加した人など、健康づくり教室には、不安な気持ちで参加する人が少なくありません。指導者は、参加者との最初に出会いを大切にして下さい。これが運動を始める最後のチャンスかもしれないのです。不安を軽くするための指導例を参考にして下さい。

---

**指導例「ほのぼの健康教室　第１回」──70〜76歳・25名・60分コース**

受付時から教室は、始まっています。特に最初の印象は、参加意欲に影響します。

①初回の受付の際、指導者から参加者に名札をつけてあげましょう。名前を覚えるチャンスです。その際、「山田さん、こんにちは」と名前を呼びながら笑顔で明るく迎えてください。指導者自身の体験を通して、あるいは参加者を自分の両親や祖父母に置き換えて想像し、参加者の不安や緊張している様子を受け止め、それを軽くするように働きかけましょう。

②体育室などは閉鎖的でなく、開かれた雰囲気を演出してください。ドアは大きく開け、中の様子が見えるようにします。入り口には、クラスのポスター（手書きでかまいませんので、明るい色彩のものを）などをはってください。

③初めての人は、中に入ってもどこにいてよいかわからず、部屋に隅や壁際に立っていることが多いようです。椅子を置いたり、マットを敷いたりして「椅子におかけください」とか「マットに腰を下ろしてください」などと声をかけます。

④挨拶はできるだけ簡単にして、指導スタッフの自己紹介から始めます。ユーモアを交えて、手短に行なってください。場内の案内、使用上の注意事項などを連絡します。

　参加者の自己紹介は、雰囲気によって名前と居住地域程度にとどめます。無理に初回に行なう必要はありません。

⑤椅子やマットに座ったまま「ゆっくり肩をあげて、はい、おろしましょう。」など参加

者の気持ちがほぐれるようにゆっくり深呼吸をしながら、からだを動かし、ウォーミングアップに入ります。その間、指導者は、参加者の顔色、表情、姿勢、可動域（手があがらない、腰の動きがわるいなど）を観察します。
⑥当日のプログラム：ウォーミングアップ、ストレッチ体操、筋力アップの体操、リズム体操、クーリングダウン

プログラムの内容は、参加者の様子によって柔軟に変更します。ほとんどの参加者ができること、少し努力すればできること、大半の参加者が難しいことなどをチェックして、プログラムを進めます。ポピュラーな曲にあわせて軽いステップを踏みながらリズム体操をします。クーリングダウン後、少し早めにプログラムを終了します。
⑦このクラスのねらい、安全に運動を行なうための留意事項、運動で期待できる効果などわかりやすく説明し、質問の時間をとります。次回のプログラムの内容を予告し、解散します。
⑧開始時間、終了時間は原則的にきちんと守るようにします。多くの高齢者は、開始時間よりかなり早く集合します。前日から準備をし、遅れないように、あせって転ばないようにと充分な余裕を持って行動します。したがって、受け入れる準備を早めに行なってください。終了後は早く帰りたいという気持ちが働き、時間を気にします。高齢者の事故は、運動中よりも帰宅途中が多いという報告もあります。あせらず帰宅できるように連絡事項なども時間内にすませ、定時に解散できるようにします。だからといって慌しい雰囲気にならないようにしましょう。
⑨個人的な質問には、終了後対応しますが、時間的な余裕があるか確認してからにします。バスや電車の時間を気にしている場合もありますので。

## 心をつなぐコミュニケーション

運動の指導は、からだを動かすだけでなく、なぜ運動が必要なのか、どんな効果が期待できるのかなど、わかりやすく説明することが大切です。わかってもらいたいと思うと、言葉の使い方、説明の仕方、声の大きさ、身振りなど自然に変わっていくものですが、次のことに留意しましょう。
①参加者の顔を見ながら、ゆっくりと大きな声で話をします。

具体的にわかりやすく話してください。大切なことは繰り返します。
②若い世代が何気なく使っているカタカナ語、英語、記号などは理解できないことがあります。できるだけ日本語を使います。必要な言葉は反復し、板書し、その意味を説明してください。

③聴力が低下し、聞き取りにくい人や補聴器を使用している人もいます。聞こえるかどうか確認してください。「後ろの方、聞こえますか？」など。マイクを使用する場合は、確認しながら調整してください。

④正確に伝えたいことは、印刷して配布します。できるだけ大きな字で、図を入れるなどしてください。

⑤一方的に話すのではなく、参加者とのコミュニケーションをとりながら、話を進めましょう。聞き手になることも大切です。

⑥質問にはできるだけ応じるようにします。時間に制約がある場合や個人的な質問には、別に時間をとって答えるようにします。

⑦運動への動機づけになるような、実践に結びつくようなヒントを加えてください。「わかる」から「興味がわく」、「やってみよう」と話を展開してください。

⑧明るくはつらつとした言葉づかい、落ち着いた口調、なれなれしすぎる言葉づかいなど、言葉は、その人の人間性をも伝えます。場に応じてどんな言葉づかいがよいか判断してください。

⑨指導者は、言葉だけでなく、常にからだ全体で表現していることを意識しましょう。表情、身振り、姿勢など、ボディランゲージ（からだで伝える）を大切にしましょう。

⑩握手をする、手をつなぐ、腕を組むなどのスキンシップ（ふれあい、タッチングともいいます）は、親しみや信頼感を伝える、とても大切なコミュニケーションの手段です。一言添えて、握手をしましょう。

**高齢者も自己管理できるように**

　安全に運動するために、高齢者自身が自己管理能力を持つことができるように、項目を提示しておきましょう。参加者も指導者に全部お任せではなく、自分のからだからのメッセージに気づき、早めに対応することが大切です。全国老人クラブ連合会では、次のような「安全に運動をするための10か条」を提示し、事故のないように注意を促しています。

### 安全に運動をするための10か条

**第1条　今日の体調を自分のからだに聞きましょう**

　風邪気味、からだがだるい、やる気がしない、食欲がない、めまいがする、理由もなくイライラする、よく眠れなかった、などの症状はありませんか？　これらはからだからの注意信号です。こんなときは無理せず運動を中止し、場合によっては主治医の診察を受けるようにしましょう。

**第2条　自分にあった運動を選びましょう**

　自分の体力を過信したり、健康状態を無視して運動をすると思わぬケガをしたり、体調をこわすこともあります。楽しく続けられそうな運動種目、運動強度、1回の時間、頻度など、無理のない範囲で行ないます。

**第3条　運動量は、少しずつ増やしましょう**

　効果を焦らず、ゆっくり、まるで離乳食のように増やしていきます。

**第4条　かたよらないバランスの取れた運動をしましょう**

　同じ運動だけでなく、いろいろな運動をバランスよくとり入れましょう。

**第5条　少しずつ繰り返し練習しましょう**

　繰り返し練習すると上達し、無駄のない動き、バランスのとれた動きになり、ケガも少なくなります。

**第6条　過度の競争心はケガのもと**

　うまく見せようとか負けたくないと思うと、それだけで力んでしまい、ミスをすることが多くなります。また、緊張していると血圧が上がることもあります。「無理をしない」と同時に「無理をさせない」ことも大切です。

**第7条　ウォーミングアップとクーリングダウンを忘れずに**

　ウォーミングアップは、血液の循環が良くし、からだが温まって動きやすくなり、ケガを予防します。運動後はクーリングダウンとストレッチを行ない、疲労を回復させましょう。

**第8条　服装、靴、用具の点検をしましょう**

　気温や天候にあった、通気性の良い動きやすい、スポーツウェアを選び、運動に適した靴を履きましょう。用具（椅子など）も点検します。

**第9条　継続を心がけましょう**

　無理なく続けられるように条件を整えましょう。

**第10条　定期的に健康診断を受けましょう**

　健康状態をチェックし、主治医をはじめ専門家のアドヴァイスを受けましょう。

（全国老人クラブ連合会）

# 付録

# みんなで楽しく健康づくり

## 全国老人クラブ連合会の取り組み

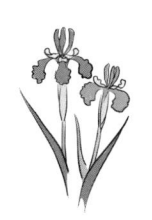

---

1. 老人クラブをご存じですか
2. 21世紀の老人クラブ活動
3. 老人クラブの健康づくり──みんなで健康な心とからだをつくろう

［資　料］

---

付録　みんなで楽しく健康づくり―全国老人クラブ連合会の取り組み―

# ① 老人クラブをご存じですか

**高齢者の3人に1人が会員**

　「ことぶき老人クラブ」「○○町老人会」「みどりクラブ」など、地域で自主的に活躍している高齢者の組織が「老人クラブ」です。

　平成17年3月現在、会員数は、約828万人で12万8,897クラブ、1クラブあたりの会員数は65人になります。この単位クラブが活動の拠点であり、仲間との交流を通して、生きがいと健康づくり、地域を豊かにする社会活動などに取り組んでいます。ちなみに我が国の65歳以上の人口は、総人口の20％をこえ、2,567万人ですから、3人に1人が老人クラブの会員ということになります。

**老人クラブの組織化**

　終戦直後の荒廃した時代に老人福祉の先覚者たちの呼びかけで地域の高齢者たちがささやかな希望を求めて集い、親睦を深めながら、老後の不安について語り始めたのが老人クラブ結成のきっかけとなり、老人福祉の充実を求めて各地に設立の基盤ができていきました。各地の社会福祉協議会も敬老行事として、「としよりの日」運動を展開しながら「クラブづくり」を支援したことによって、昭和29年には、全国に112の老人クラブが設立されていたそうです。昭和30年代になると全国的に老人クラブが組織され、市区町村で連合会が設立され、37年には全国老人クラブ連合会が結成されています。昭和40年の老人クラブ数は、約5万6千クラブ、会員数350万人でしたが、平成17年には、上記のとおり約12万9千クラブ、会員数828万人という組織に成長しました。

**老人福祉法の理念と老人クラブ活動**

　昭和38年に施行された「老人福祉法」は、第2条で「老人は、長年にわたり社会の進展に寄与してきた者として、かつ、豊富な知識と経験を有する者として敬愛されるとともに、生きがいを持てる健全で安らかな生活を保障されるものとする」、第3条では、「老人は、老齢に伴って生ずる心身の変化を自覚して、常に心身の健康を保持し、又は、その知識と経験を活用して、社会的活動に参加するように努める」「老人は、その希望と能力とに応じ、適当な仕事に従事する機会その他社会的活動に参加する機会を与えられるものとする」と、高齢者福祉の基本的な理念を示しています。また、第13条第2項において、「地方公共団体は、老人の福祉を増進することを目的とする事業の振興を図るとともに、老人クラブその他当該事業を行う者に対して、適当な援助をするように努めなければならない」と公的な補助を行なうことを求めています。

# ② 21世紀の老人クラブ活動

**21世紀プランの目的**

　現在、老人クラブは、21世紀という新しい時代に向けて社会と共に生き続ける老人クラブを目指し、「老人クラブ21世紀プラン」を推進しています。このプランの目的は、高齢者が生きがいと健康づくり、レクリエーション活動などに取り組み、「自らの生活を豊かにする楽しい活動」と、高齢社会の主人公として経験や知恵を生かし、「地域を豊かにする活動」に取り組むことを明らかにし、①老人クラブの存在と会員の自信と誇りを高めること、②地域の福祉活動の一翼を担い、他の地域団体と共同して実践活動をし、福祉社会形成の担い手になること、③自主活動を推進するために全国共通の課題や目標を設定し、活動全体を活性化すること、の3つをあげています。

**21世紀プランの課題と目標**

　老人クラブ21世紀プランは、次の6つの課題、21の目標で構成されています。
① こころとからだの健康を進める
② 高齢者の相互支援、友愛活動
③ 花のあるまち、ゴミのないまちづくり
④ 生活と地域を豊かにする楽しいクラブ活動
⑤ はつらつとしたクラブづくり
⑥ クラブ発展の基盤強化

　これらの課題には、21の目標が明記され、運動による健康づくりを推進し、高齢者同士お互いに支えあい、クラブ活動を通して仲間づくりを進めるほか、「社会奉仕の日」活動を全国規模で展開し、次世代との交流を通して、地域文化の保存や伝承活動を行なうほか、生産活動やリサイクル活動、暮らしの課題を調査・点検しての提言・提案活動など、社会と関わることで活動を推進していこうとしています。また、21世紀プランでは、地域の諸団体と連携しながら、高齢者の各世代、男女が共同で民主的な運営をすることが明記され、21世紀にふさわしい老人クラブを目指していることが示されています。

付録　みんなで楽しく健康づくり―全国老人クラブ連合会の取り組み―

## 図付-1　老人クラブ活動の全体像

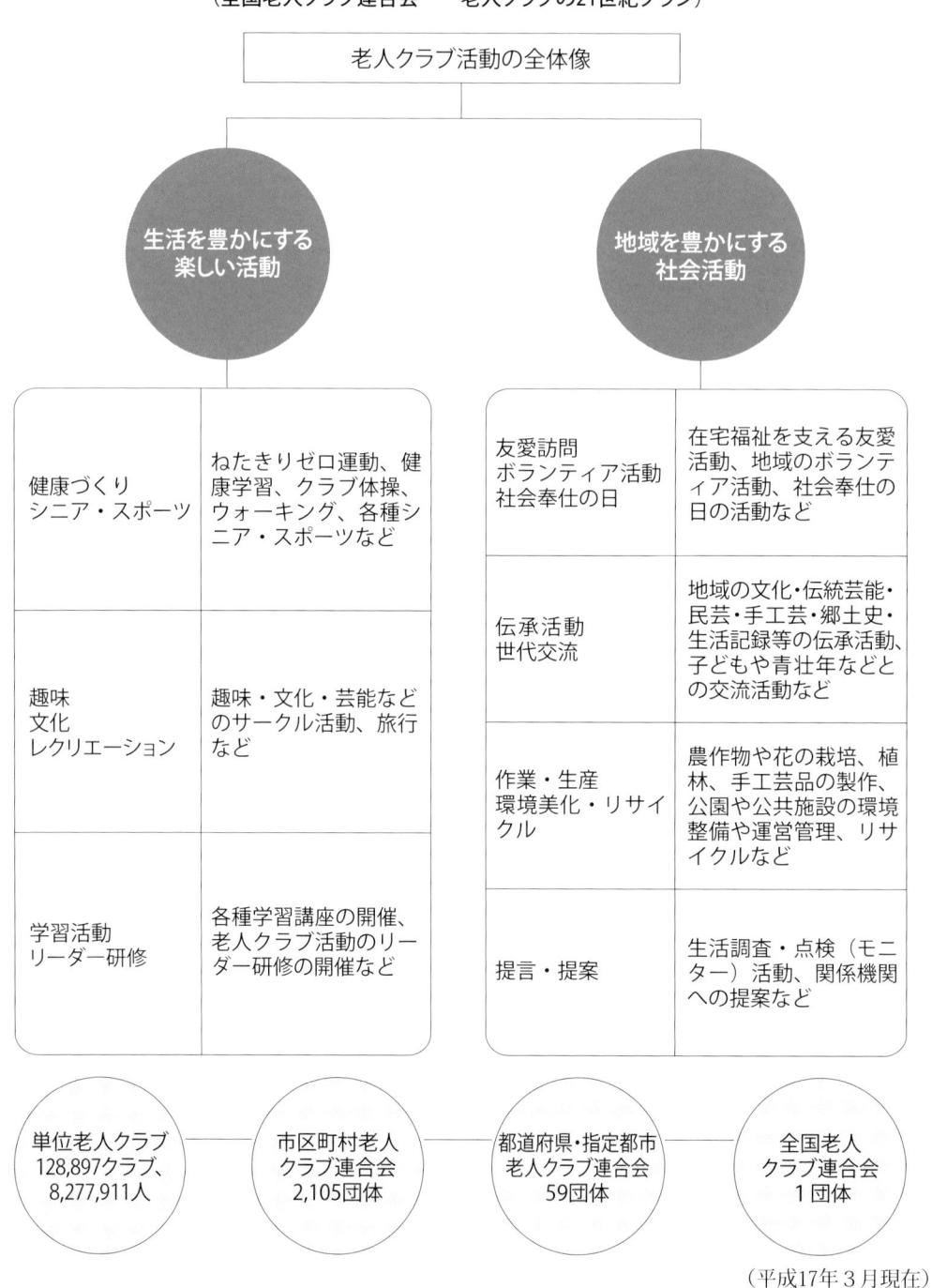

（全国老人クラブ連合会　老人クラブの21世紀プラン）

老人クラブ活動の全体像

**生活を豊かにする楽しい活動**

| | |
|---|---|
| 健康づくり<br>シニア・スポーツ | ねたきりゼロ運動、健康学習、クラブ体操、ウォーキング、各種シニア・スポーツなど |
| 趣味<br>文化<br>レクリエーション | 趣味・文化・芸能などのサークル活動、旅行など |
| 学習活動<br>リーダー研修 | 各種学習講座の開催、老人クラブ活動のリーダー研修の開催など |

**地域を豊かにする社会活動**

| | |
|---|---|
| 友愛訪問<br>ボランティア活動<br>社会奉仕の日 | 在宅福祉を支える友愛活動、地域のボランティア活動、社会奉仕の日の活動など |
| 伝承活動<br>世代交流 | 地域の文化・伝統芸能・民芸・手工芸・郷土史・生活記録等の伝承活動、子どもや青壮年などとの交流活動など |
| 作業・生産<br>環境美化・リサイクル | 農作物や花の栽培、植林、手工芸品の製作、公園や公共施設の環境整備や運営管理、リサイクルなど |
| 提言・提案 | 生活調査・点検（モニター）活動、関係機関への提案など |

- 単位老人クラブ　128,897クラブ、8,277,911人
- 市区町村老人クラブ連合会　2,105団体
- 都道府県・指定都市老人クラブ連合会　59団体
- 全国老人クラブ連合会　1団体

（平成17年3月現在）

## ❸ 老人クラブの健康づくり
―みんなで健康なこころとからだをつくろう―

**運動による健康づくり**

　筆者が老人クラブの健康づくりに関わったのは、平成元年からですから、いつのまにか18年の歳月が流れました。老人クラブは、今、第6次の「健康をすすめる運動」」を展開しています。第2次「健康をすすめる運動」を推進しているさなか、昭和63年の全国事務局長会議で筆者が「高齢者の健康と運動」についてお話したのがきっかけで、これまでの「病気にかからない健康づくり」から「運動をとり入れた健康づくり活動」を進めることになりました。運動不足が問題になり、働き盛りの健康づくりにウォーキングなどの有酸素運動が効果的であるとして、健康増進センターが各地に開設され、健康運動指導士の養成が始まった頃のことです。これまでゲートボールをはじめ軽スポーツは、老人クラブのレクリエーション活動として実施されてきましたが、運動による健康づくりを老人クラブの活動に取り入れ、全国規模で活動を推進していくためには、リーダーの養成が課題になりました。そこで平成元年から、シニア・スポーツリーダー研修会を開催し、各地域でリーダーを中心に健康づくりを推進していくことになったのです。

**シニア・スポーツリーダーの養成**

　老人クラブでは、シニア・スポーツを次のように定義しています。「高齢期にある人々が、一人ひとりの体力や健康状態に合わせて、楽しみながらからだを動かし、健康や体力を維持・改善していくことのできる運動やスポーツの総称である。」また、シニア・スポーツリーダーの役割については、「老人クラブ会員のねたきりゼロをめざし、会員一人ひとりが、楽しくからだを動かしながら、健康で生きがいのある日々を送れるように支援することであり、そのため、シニア・スポーツリーダーは、"なぜ、運動が必要なのか？　健康づくりにはどんな運動が適しているのか？　安全に効果をあげるためには、どんなことに注意して運動すればよいのか？"などの基礎知識を身につけ、地域の会員と共に楽しくからだを動かしながら、健康づくり運動の普及に努める。」としました。

　研修会（2泊3日）は、「高齢者の健康づくりと運動」の基礎知識を学んだ上で、健康ウォーキングや健康体操の普及活動や指導法について、グループ学習を取り入れながら進めています。平成4年には、老人クラブのオリジナル体操「いきいきクラブ体操」をつくり、シニア・スポーツリーダーが中心になり、シニア・スポーツによる健康づくり運動を展開しています。

## 付録　みんなで楽しく健康づくり―全国老人クラブ連合会の取り組み―

### 老人クラブで自主的に体力測定を

　平成11年からは、一人ひとりが自分の体力を知り、健康・体力づくりに意欲的に取り組んで、いつまでも体力を低下させず、自立し、生きがいを持って生活できるようにとの意図で、体力測定を老人クラブの活動にとり入れています。体力測定は、平成11年から文部科学省で実施している高齢者の体力測定で、毎年、全国的なデータが報告されることから比較検討することもできます。シニア・スポーツリーダーの研修会のプログラムにもとり入れてきましたので、定期的に体力測定を実施する老人クラブが増えてきました。また、パソコンを使って測定結果をまとめ、報告するクラブも徐々に増えています。

　測定用具を手作りしたクラブや、小学校の体育館で小学生も一緒に体力測定を行なったクラブもあります。体力測定をオープンにして、地域に開かれたクラブづくりをめざそうとしている老人クラブや、測定結果を提供して転倒予防教室を開催にこぎつけた老人クラブもあります。筆者らが高齢者の体力測定結果を分析した結果、老人クラブの活動に意欲的に参加している高齢者は、体力を維持しているだけでなく、生きがいを持ち、自立度も高いことがわかりました。

### 地域の健康づくりと連携して

　老人クラブ会員の高齢化がすすみ、健康づくりは、活動的な高齢者だけでなく、後期高齢者に向けても検討する必要に迫られています。シニア・スポーツリーダーの活躍に加えて、都道府県の老人クラブでもリーダー養成を開始したことによって、今では、北海道から沖縄県の八重山諸島まで老人クラブの健康づくりの輪が広がっています。一人ひとりの健康づくりについての意識を高め、安全に留意して健康づくりをすすめるためには、老人クラブの仲間が協力するだけでなく、時には、医療、健康、福祉、生涯スポーツなどの関係諸機関との連携が必要になります。それぞれの地域でも、高齢化率が30％をこえ、50％というところもあり、最近では、高齢福祉課や健康増進課が老人クラブの健康づくり活動に期待し、協力して健康づくりをすすめようとしている自治体が少しずつ増えてきています。

　老人クラブでは、平成15年から4年間の予定で「健康づくり中央セミナー」（3泊4日）を開催し、高齢者の健康づくり全般について幅広い知識と実践活動をテーマに健康づくり推進員の研修会を開催しています。保健師、看護師、栄養士、教員などの経歴を持つ人たちの参加もあり、シニア・スポーツリーダーと共に地域の健康づくりの推進役としての活躍も期待しているところです。

## 3 老人クラブの健康づくり―みんなで健康なこころとからだをつくろう―

# 【資　料】

**1：シニア・スポーツリーダー講習会プログラム（2泊3日）**

講義：高齢者の健康と運動
実習：ウォーキングといきいきクラブ体操
研究討議：いきいきクラブ体操の指導法
講義：体力測定の目的と方法
グループ実習：体力測定の方法と評価の方法
講義・実習：後期高齢者を対象に転倒予防活動
　　　　　　心とからだをほぐす（フェルデンクライスメソッドの紹介）　　など

　平成14年度まで2泊3日の研修でしたが、都道府県老連や市区老連などでも研修会が行なわれるようになったこと、健康づくりリーダー研修会がはじまったこともあって、15年度からは1泊2日の研修会になりました。

**2：健康づくり中央セミナープログラム（平成15年度　健康づくり推進員研修会　3泊4日）**

オリエンテーション
特別講座：記念講演
基礎講座：制度・政策1「介護保険制度のしくみと状況」
　　　　：制度・政策2「老人医療制度のしくみと状況」
　　　　：保健「市町村の保健事業と老人クラブ活動」
　　　　：運動「高齢期の運動による健康づくり」実習：いきいきクラブ体操と体力測定
専門講座：栄養「高齢者の食生活」　実習「おいしく簡単にできる調理」
　　　　：医療「上手な医療の受け方」
　　　　：薬　「薬の正しい使い方」
　　　　：歯　「歯の健康づくり」
　　　　：事故防止「いきいき老後と事故防止」
グループ学習：「私達の健康活動」
まとめ　「健康づくり推進員に期待する」
認定証授与

付録　みんなで楽しく健康づくり―全国老人クラブ連合会の取り組み―

## 3：老人クラブ「ねたきりゼロ」の10か条

第1条　健康なからだをつくろう
1．食生活に気を配ろう
2．水分をよくとろう
3．毎日すすんで運動をしよう
4．睡眠、休養を十分にとろう

第2条　病気の早期発見と予防につとめよう
1．健康診断や健康相談を活用しよう
2．健康について学習しよう
3．気軽に相談できる「かかりつけ医」をもとう
4．歯を大切にしよう

第3条　事故防止に心がけよう
1．家の中や身の回りを安全に
2．交通安全につとめよう
3．地域の危険場所を調べよう

第4条　メリハリのある毎日を送ろう
1．リズムのある生活を
2．自分のことは自分でしよう
3．いつもおしゃれに心がけよう
4．家庭で役割をもとう
5．感謝の気持ちを言葉であらわそう

第5条　1日1回は外に出よう
1．散歩をしよう
2．クラブ活動や地域行事に参加しよう
3．家の外でする趣味をみつけよう

第6条　友達や仲間をつくろう
1．何でも話し合える友達をつくろう
2．世代を超えた仲間をつくろう

第7条　社会活動をすすめよう
1．友愛活動をひろげよう
2．ボランティア活動に参加しよう
3．地域づくりをすすめよう
4．老人クラブの仲間を増やそう

第8条　家族の協力で自立につとめよう
1．家の中を動きやすく安全に整えよう
2．起きたらベッドから離れよう
3．オムツは使わないようにしよう
4．家族は「目を離さず、手を出さず」に徹しよう

第9条　保健・福祉サービスを大いに利用しよう
1．保健・福祉の窓口相談や地域にどのようなサービスがあるか調べよう
2．ホームヘルパー、訪問看護師のサービスを利用しよう
3．デイサービス、ショートステイを利用しよう
4．機能回復訓練に参加しよう
5．高齢者住宅整備資金などの制度や介護機器の給付事業を利用しよう

第10条　私達は、（　　）ができる
注：（　　）内に、連合、クラブ、あるいは自分でできる目標を1か条加える。

[著者紹介]

武井正子（たけいまさこ）
順天堂大学名誉教授・日本フェルデンクライス協会会長。
お茶の水女子大学教育学部卒業。順天堂大学スポーツ健康科学部教授、同大学院教授を歴任。専門は運動教育学。幼児から高齢者まで幅広く運動教育について研究し、実践活動を行っている。NHKの『悠々くらぶ』『福祉ネットワーク・公開すこやか長寿』『中高年の心と体をほぐすフェルデンクライス健康法』などのテレビ出演も多く、わかりやすい指導に定評がある。健康運動指導士、スポーツプログラマー、老人クラブのシニアスポーツリーダーなどの養成にも長年関わっている。
著書・訳書：『からだとこころにエアロビクス』『エアロビック体操』（共著）『エアロビクス事典』（共訳）いずれも小社刊、など多数。

元気をつくる シニアエイジの健康エクササイズ
©TAKEI Masako 2007　　　　　　　　NDC781/viii, 182p/24cm

初版第1刷──2007年9月14日

著者────武井正子
発行者───鈴木一行
発行所───株式会社　大修館書店
　　　　　〒101-8466　東京都千代田区神田錦町3-24
　　　　　電話03-3295-6231（販売部）　03-3294-2358（編集部）
　　　　　振替00190-7-40504
　　　　　［出版情報］http://www.taishukan.co.jp

装丁者────大久保　浩
編集協力───錦栄書房
印刷所────広研印刷
製本所────司製本

ISBN 978-4-469-26589-7　Printed in Japan
Ⓡ本書の全部または一部を無断で複写複製（コピー）することは，著作権法上での例外を除き禁じられています。